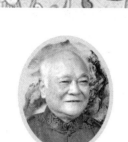

国医大师 李济仁
亲自主审

U0322345

皮肤病 千家妙方

【千家妙方系列丛书】

典藏版

王惟恒 李艳 编著

精选中医治疗皮肤病的 900 余首特效良方
包括内服、外敷、熏洗及食疗等

中国科学技术出版社
·北京·

选方用药注重"简、便、廉、验"
轻松掌握防治良策,摆脱皮肤病困扰

图书在版编目（CIP）数据

皮肤病千家妙方 / 王惟恒，李艳编著． —北京：中国科学技术出版社，2017.3（2024.6 重印）
ISBN 978-7-5046-7346-6

Ⅰ．①皮… Ⅱ．①王… ②李… Ⅲ．①皮肤病－验方－汇编 Ⅳ．① R289.57

中国版本图书馆 CIP 数据核字（2016）第 314179 号

策划编辑	焦健姿	
责任编辑	焦健姿　黄维佳	
装帧设计	华图文轩	
责任校对	龚利霞	
责任印制	徐　飞	

出　　版	中国科学技术出版社
发　　行	中国科学技术出版社有限公司
地　　址	北京市海淀区中关村南大街 16 号
邮　　编	100081
发行电话	010-62173865
传　　真	010-62179148
网　　址	http：//www.cspbooks.com.cn

开　　本	850mm×1168mm　1/24
字　　数	131 千字
印　　张	7
版　　次	2017 年 3 月第 1 版
印　　次	2024 年 6 月第 8 次印刷
印　　刷	河北环京美印刷有限公司
书　　号	ISBN 978-7-5046-7346-6/R・1984
定　　价	45.00 元

巧 用 千 家 验 方　　妙 治 各 科 百 病

《千家妙方系列丛书》
丛书编委会

主　审	国医大师　*新安 李济仁*
主　编	王惟恒　李　艳
副主编	杨吉祥　张卫阳
编　委	王惟恒　王　君　王　芳　李　艳
	张卫阳　汪　文　杨吉祥　胡　芳
	黄　芳　董海燕　谭洪福

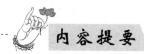 **内容提要**

　　作者精选了中医治疗皮肤病的 900 余首特效良方，包括中药内服、外敷、熏洗，以及食疗等。本书内容丰富实用，语言通俗易懂，深入浅出。在选方用药上突出"简、便、廉、验"的特色，并穿插介绍了各种疾病预防保健的小常识，名医支招，方出有典，疗效可靠，适合普通家庭配方使用，让您轻松掌握防治良策，远离疾病，摆脱皮肤病的困扰。

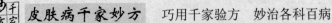

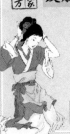

　　《皮肤病千家妙方》自 2010 年初版以来，由于内容实用而受到广大读者的喜爱。许多读者反映使用本书方剂后，收到了显著疗效，也有读者提出了一些宝贵的修改意见。为此，在中国科学技术出版社编辑的精心指导和大力支持下，我们对本书作了修订。

　　本次修订，除增补了较多实用性名家验方外，同时，对书稿内容做了较大幅度的增删。删除了原"头癣"与"肛裂"2 节，前者属已基本消灭的病种，后者宜纳入外科学范畴。性传播疾病是皮肤性病学专业中很重要的一部分，因此"臀部及外阴部常见皮肤病"1 章除保留原有的 4 种性病外，又增加了"梅毒"与"淋病"2 种最为常见的病种。使本书内容更精练、更实用。

　　本书精选了中医治疗皮肤病的 900 余首特效良方，包括中药内服、外敷、熏洗、食疗，以及简易的经穴疗法与按摩等，既有古今名家的临床效方、验方，也有颇具实效的民间单方、偏方、秘方。在选方用药上择善缀录，强调有据可考，有验可证，疗效可靠，突出"简、便、廉、验"的特色，适合普通家庭和基层医务人员配方使用。本书不仅适合被皮肤病困扰的广大患者、家属和中医药爱好者阅读学习，也适合各级医护人员、中西医结合医务人员、医学生临床参考。

王惟恒

丁酉年初春

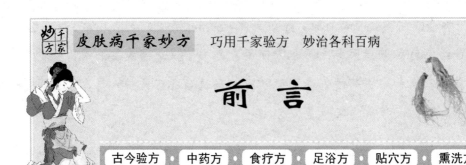

　　我们身边的每个人，一生中几乎都曾被皮肤病困扰过。小宝贝身上长痱子，头上生疖子，让家人烦恼，痛痒犹在父母身；花季少年却在脸上长出难看的"粉刺"，难受更兼难堪；大男大女阴部瘙痒，生湿疹，长癣疮，且不说是难言之隐，又有谁知其难忍之病痛；老年人莫名其妙的发生皮肤瘙痒，卧不安寝……如此种种，或许正是你，曾经或正在体验着皮肤病带来的痛苦。

　　皮肤病种类繁多，目前已经认识的有2000余种。皮肤病由轻至重差别很大，小到夏天长痱子，大到一些系统性疾病（如红斑狼疮、荨麻疹和银屑病），甚至一些恶性皮肤肿瘤等。

　　皮肤病的发病率很高，复发率更高，且病因复杂，一旦患病，就可能缠绵反复，多年不愈。有些皮肤病会使人痒痛难耐，有些则出现皮肤脓肿溃烂，有些有碍美观，使人痛苦不堪。而且有些皮肤病已经不单纯是皮肤本身的问题，甚至严重影响患者的生活质量。比如银屑病，可能要比心脏病、糖尿病、高血压病更影响患者的身心健康。

中医防治皮肤病的研究已有几千年的历史，中医学认为皮肤病病因复杂，形于外而成于内。在历代医家的论著中记载了疡、疮、疥、癣、疯、毒等皮肤病的发病机制和防治方法。从《黄帝内经》到《诸病源候论》，从《千金方》到《外科正宗》，形成了一套完整的理论体系。中医治疗皮肤病具有简、便、廉、验之特色。中医对皮肤病的诊疗手段和措施，不同于现代医学，不过多依赖现代检查手段，仅通过望、闻、问、切，重视局部、舌诊和脉象变化，即可诊断。检查手段方便，治疗方法简单，治疗费用低廉，疗效明显。为此，我们广泛搜集中医名家、百家方书和民间治疗常见皮肤病的经验效方，通过整理梳剔，除芜存菁，编写了此书。

本书精选了中医治疗皮肤病的 900 余首特效良方，包括中药内服、外敷、熏洗，以及食疗等，书中对于较难理解的病证名和医学术语作了简明的解释，穿插介绍了各种疾病预防保健的小常识。在选方用药上突出"简、便、廉、验"的特色，力求疗效可靠，适合普通家庭配方使用，让您轻松掌握防治良策，远离疾病，摆脱皮肤病的困扰。

编　者

癸巳年初春

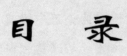

皮肤病千家妙方　巧用千家验方　妙治各科百病

目　录

古今验方 · 中药方 · 食疗方 · 足浴方 · 贴穴方 · 熏洗方

第一章　头面部常见皮肤病

婴儿湿疹 / 001

旋耳疮（外耳湿疹） / 003

黄褐斑 / 006

第二章　手足四肢部常见皮肤病

第三章　躯体部常见皮肤病

皮肤病千家妙方

巧用千家验方　妙治各科百病

系列丛书

疣（瘊子）/ 068

水痘 / 071

脓疱疮 / 073

痱子 / 076

皮肤病千家**妙**方

妙千方家系列丛书

巧用千家验方　妙治各科百病

第四章　臀部及外阴部常见皮肤病

皮肤病千家妙方

妙千方家 系列丛书

巧用千家验方　妙治各科百病

第一章
头面部常见皮肤病

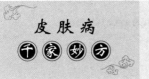

婴 儿 湿 疹

婴儿湿疹俗称"奶癣"。多发生在婴儿出生后 1～6 个月（有干性和湿性两种）。疹从两颊开始，逐渐蔓延至额部、头上，少数可发展至胸背及上肢等部位。初起为细碎红疹，夹有丘疹、水疱，擦破感染后则融合成片，瘙痒、糜烂，渗出黄水，干燥后结成黄色薄痂。

对婴儿湿疹病因的认识，明代陈实功的《外科正宗·奶癣》指出，究其根源是"婴儿在胎中，母食五辛……遗热与儿"；《医宗金鉴·幼科心法》认为是"胎中血热"与"落草受风"所致。可见本病既有"胎热"的先天因素，又有"受风（湿）"的后天因素，是两邪相搏而发于肌肤。其实婴儿湿疹是一种过敏性皮肤病，这与今说婴儿的过敏体质，加遇外界致敏原而发相似。

对本病的治疗，古代医家多运用疏风、渗湿、清热（凉血）三法，如内服"消风导赤汤""五福化毒丹"（《外科正宗·奶癣》）等。

■ 祛风解毒汤治婴儿湿疹

◎ 药用地肤子、白蒺藜、白鲜皮、牡丹皮、苦参各 10 克，生薏苡仁 12 克，紫草 5 克。共煎水 500～600 毫升，轻轻拭去痂皮，清洗疮面，每天 2 次，连洗 5 天，疹即消退，皮肤光复如初。据临床观察，常用祛风、清热解毒药煎汤外洗，

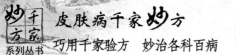
一般 5 ～ 7 天即可治愈。

■ 复方黄连霜治婴儿湿疹

◎ 黄连粉 15 克，青黛 10 克，白矾 10 克，冰片 3.5 克，泼尼松 150 毫克，共研细末，加冷霜或市售雪花膏搅匀制成 100 克备用。外搽，每天 2 ～ 3 次，用药 5 ～ 7 天，可见瘙痒消失，皮疹消退或留有少量干痂，总有效率为 100%。本方具有无不良反应、复发率低等优点。(《中医诊治 100 病》)

■ 复方黄连软膏治婴儿湿疹

◎ 药用硫黄 20 克，雄黄 10 克，水杨酸 5 克，硼酸 5 克，冰片 1 克，松节油 10 毫升，加凡士林至 100 克。先将硫黄、雄黄、水杨酸、硼酸和冰片分别研末过筛，放在乳钵中，研匀后，加入熔化的凡士林，再加入松节油，搅拌均匀即得。使用时将软膏均匀涂搽患处，每天 2 次。

注意事项：尽量避免药膏污染口眼；皮损渗出物过多者，可先用 0.02% 呋喃西林溶液湿敷 1 ～ 2 天，待分泌物减少后再涂搽本软膏；患处合并严重化脓感染者，可适当加用消炎解毒药物。用此法治疗后，一般 3 ～ 5 天即可获效。(《中医诊治 100 病》)

■ 银花汤合紫黄油膏治婴儿湿疹

◎ 近年来，辽宁中医学院附属医院皮肤科田静大夫创制紫黄油膏治疗婴儿湿疹，取得满意疗效。方法：涂药前，渗出型先用银花汤（金银花、马齿苋、蒲公英各 30 克，白鲜皮、桑叶各 20 克，甘草 50 克）煎煮液冷敷；干燥型用银花汤煎煮液温洗。继则外涂紫黄油膏（紫草 10 克，黄连 6 克，金银花 10 克，地榆 10 克，取上药研细末用蛋黄油适量调剂外涂），每天 2 次。

注意：渗出型用油膏稍稠，干燥型用油膏可稍稀。经用上方治疗 38 例（并设对照组，均为曾用过多种外用药疗效不佳或停药复发的病例），总有效率达

94.74%。(《中医经典·母婴安康方略》)

■ 涌泉穴敷药法治婴儿湿疹

◎ 用生地黄、大黄各 20 克，研细末，加入白酒适量捣烂，敷于患儿两足心，每天换 1 次。该法用于婴儿湿疹的辅助治疗，多有裨益。(《新编偏方秘方汇海》)

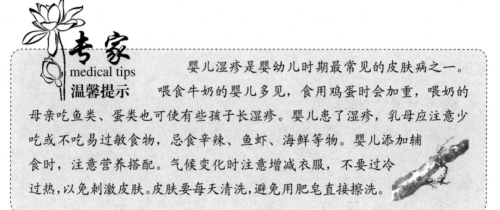

专家 medical tips 温馨提示 婴儿湿疹是婴幼儿时期最常见的皮肤病之一。喂食牛奶的婴儿多见，食用鸡蛋时会加重，喂奶的母亲吃鱼类、蛋类也可使有些孩子长湿疹。婴儿患了湿疹，乳母应注意少吃或不吃易过敏食物，忌食辛辣、鱼虾、海鲜等物。婴儿添加辅食时，注意营养搭配。气候变化时注意增减衣服，不要过冷过热，以免刺激皮肤。皮肤要每天清洗,避免用肥皂直接擦洗。

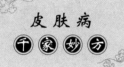

旋耳疮（外耳湿疹）

常常看到有些人，特别是小儿整个耳朵周围生疮，片片潮红的创面流着黄色脓水，有的还生有水疱，甚至糜烂。这种疮就是中医所说的"旋耳疮"，实际上它是一种外耳湿疹。

旋耳疮初期，内治以清热利湿、疏风止痒为主，常用消风散加减。临床治疗多以外治为主，首先是要保持患部清洁。

■ 中药熏洗治旋耳疮

◎ 有干痂者，可选用清热解毒、除湿止痒的药物，药用椒叶、桉树叶、桃叶等适量，煎水外洗；或用菊花、蒲公英各 60 克，煎水，微温外洗患部并湿敷。

◎ 苦参、白矾各 15 克，黄柏 9 克，加 500 ～ 1000 毫升水，煎沸温洗患部，每天 3 ～ 4 次。适用于急性湿疹。

◎ 木槿皮、马齿苋、白鲜皮各适量，煎汤洗患处，每天 2 ～ 3 次。适用于湿疹有瘙痒者。

■ 中药外敷治旋耳疮

◎ 黄水淋漓者，可用柏石散（黄柏 30 克，煅石膏 30 克，白矾 15 克，研为细末，和匀备用）、青黛散（青黛 60 克，石膏 120 克，滑石 120 克，黄柏 60 克，共研为细末，和匀备用）调敷，以清热除湿。

◎ 红、肿、热、痛、瘙痒、渗液多者，可用三黄洗剂：大黄、黄柏、黄芩、苦参各等份，共研为细末，每次取粉末 10 ～ 15 克，加入蒸馏水 100 毫升，医用苯酚 1 毫升，外搽患处，每日 3 ～ 5 次。也可用 25% 黄连油混悬液外搽，有清热解毒、除湿止痒作用。若局部有脓痂者，可用黄连粉直接撒敷于局部，或外涂黄连膏，以清热解毒。

■ 苦参二妙汤治急性外耳道湿疹

◎ 苦参 6 克，苍术 10 克，盐黄柏 10 克，白鲜皮 10 克，地肤子 10 克，蒲公英 10 克，车前子（包煎）15 克，当归 10 克，柴胡 6 克。水煎服，每日 1 剂，每日服 2 次。功效：清热燥湿，祛风止痒。用于急性外耳道湿疹。

■ 养血祛风治慢性外耳湿疹

◎ 本病慢性期可结合内治法，内治宜养血息风润燥，药用熟地黄 12 克，当归 12 克，何首乌 12 克，生地黄 9 克，牡丹皮 6 克，玄参 12 克，红花 6 克，白蒺藜 12 克，僵蚕 12 克，甘草 3 克，水煎分 2 次服，每日 1 剂。外治验方可用黄瓜藤烧炭存性，研细，麻油调敷。若耳后缝间开裂者，可在涂有黄连膏的纱布上撒上生肌散，敷贴患处，每日换药 1 次，至愈为止。

■ 中药偏方治旋耳疮

◎ 白矾、煅石膏各 20 克，雄黄 7 克，冰片 1 克，研末加凡士林 200 克，调匀外涂，适用于慢性湿疹。

◎ 青黛、滑石粉、侧柏叶各 15 克，冰片 9 克。共研细末，用麻油调为糊状，外涂患处，每日 3 次。治疗急性湿疹有良效。

◎ 蒲黄研末，将粉直接撒在湿疹处，外用纱布包扎，每日 1 次。

◎ 滑石、炉甘石各 50 克，冰片 10 克，艾叶 15 克。共研末，装入广口瓶内备用，撒在湿疹上，外用消毒纱布包扎。

■ 经验方治外耳湿疹

◎ 苦参 50 克，黄连 20 克，马齿苋 20 克，蛇床子 20 克，白鲜皮 30 克，地肤子 20 克，蒲公英 30 克。皮肤糜烂、黄水淋漓渗出多者加防风 15 克，白矾 20 克水煎外洗，然后外用青黛散调敷以清热除湿；干燥明显者，加用菊花 60 克，玉竹 50 克，白及 20 克，改蒲公英为 60 克，水煎，待药液微温，外洗患部并湿敷。有脓痂者，外洗后，再用双黄连注射液湿敷创面。

■ 巧用茄子治外耳湿疹

◎ 茄子 1 个，雄黄、枯矾各 15 克。先将茄子挖一个小孔，将上药灌入孔内后封口，用草木灰火烤，将茄子烤软，枯矾、雄黄渗透到茄肉内，再将茄子放患处轻轻摩擦 5 ～ 10 分钟。一般边擦边止痒，治急性湿疹有良效。

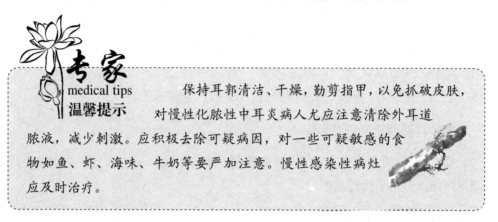

专家
medical tips
温馨提示

保持耳郭清洁、干燥，勤剪指甲，以免抓破皮肤，对慢性化脓性中耳炎病人尤应注意清除外耳道脓液，减少刺激。应积极去除可疑病因，对一些可疑敏感的食物如鱼、虾、海味、牛奶等要严加注意。慢性感染性病灶应及时治疗。

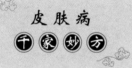

皮肤病
千家妙方

黄　褐　斑

　　黄褐斑是一种好发于面部的对称性缓慢发展的后天性色素沉着性皮肤病。临床上以面部蝶翅状深褐色斑片，大小不等，形状不规则，表面平滑无鳞屑，无自觉症状为特征。色素深浅可随季节、日晒、内分泌变化而有所差异。

　　本病属中医"肝斑""黧黑斑"范畴。本病多见于中年女性，可为生理性反应，或症状性表现，发病率较高。中医学认为七情内伤、肝郁气滞、饮食、劳倦、妇人经血不调等均可致病。中医多采用辨证治疗，以内治为主。多采用行气消斑、活血消斑、化瘀消斑之法。

■ 退斑汤治黄褐斑

◎ 生地黄、熟地黄、当归各 12 克，柴胡、香附、茯苓、川芎、僵蚕、白术、白芷各 9 克，白鲜皮 15 克，白附子、甘草各 6 克。水煎服，每日 1 剂；或为水丸，每次 6 克，每日 3 次。功效：疏肝解郁，养血健脾。用于黄褐斑属情志抑郁，渐伤肝脾，肝郁化火，火燥瘀滞者。（经验方）

■ 化斑通络汤治黄褐斑

◎ 牡丹皮、川芎、桃仁、红花、僵蚕、白芷、郁金各 12 克，赤芍、白蒺藜各 15 克，柴胡 6 克。水煎服，每日 1 剂，一般用药 20 余剂，即可见效。

■ 舒肝冲剂治黄褐斑

◎ 本品为成药。每服 1 袋，每日 2 次。功能为疏肝理气功，散郁调经。用于黄褐斑，伴胸腹胀满，两肋疼痛，肝气不疏，月经不调。头痛目眩，口苦咽干者。

■ 逍遥散治黄褐斑

◎ 本品为成药，与逍遥丸功效一致。每服 6 克，每日 3 次。功效：疏肝解郁，健脾养血。主治黄褐斑，兼见两肋作痛，头痛目眩，口燥咽干，神疲食少，月经不调、乳房作胀者。

■ 鸡血鸡蛋汤调治黄褐斑

◎ 鸡血 30 克，鸡蛋 2 枚，白糖 10 克。将鸡血与鸡蛋一同放入锅中，加入适量清水，煮至鸡蛋熟后，捞出鸡蛋，去壳，再放入锅中稍煮片刻，调入白糖即可。每次吃蛋喝汤。此汤有美容护肤，消除黄褐斑的功效。（《常见病自疗小妙招》）

■ 五白消斑膏治黄褐斑

◎ 白及、白附子、白芷各6克，白蔹、白木香各4.5克，密陀僧3克，上药共研细末，每次用少许药末放入鸡蛋清调成稀膏，晚睡前先用温水浴面，然后将药膏涂于有斑处，晨起洗净，主治面部色斑。(《中医诊治100病》)

■ 白芷祛斑膏治黄褐斑

◎ 药用白芷200克，白附子40克，二味研成极细末待用，菟丝子400克，洗净，加冷水1500毫升，浸泡2小时后，文火煎1小时，滤取药液400毫升，将白芷、白附子细末趁热掺入菟丝子药液之中，充分搅拌和匀，装瓶备用。用法：每晚用冷水洗脸后，取药膏适量均匀薄涂皮损处，保留2小时以上，临睡前用软纸擦去（勿用水洗）。1个月为1个疗程。方中白芷为美容佳品，《本草纲目》谓其"长肌肤，润泽颜色，可作面脂"。菟丝子，《神农本草经》认为其汁可去面上黑斑。白附子，《本草纲目》说能治"面上百病，……面瘢疵"，可以"入面脂用"。(《中医诊治100病》)

■ 紫草汤治黄褐斑

◎ 紫草30克，茜草、白芷各10克，赤芍、苏木、红花、厚朴、丝瓜络、木通各15克，加水2000～2500毫升，煮沸15～20分钟，外洗面部并湿敷，对肝斑、中毒性黑皮病及面部继发性色素沉着疗效较好。

■ 复方氢醌霜外搽治黄褐斑

◎ 白芷、白蔹、白及、当归、川芎、桃仁、细辛各100克，共研细末，过80目筛备用。患者洁面后用开水将中药面膜15克调成糊状，待温热时敷于面部，40分钟后洗去，每3天1次。每天晚上睡前搽复方氢醌霜于患处，并轻轻按摩以利吸收，避免搽及口周、眼周。30天为1个疗程，连续用药2个疗程。

辨证加减内服中药：肝气不疏，易怒者加服逍遥丸；体弱、肾虚腰痛者加服六味地黄丸。

注意事项：治疗期间注意防晒，白天可搽市售防晒霜。用复方氢醌霜有轻微刺痛感，减量或停用即消失；用中药面膜时有灼热感，一般均能适应。

■ 酒制蛋清治黄褐斑

◎ 鸡蛋 5 枚，白酒 800 毫升。将鸡蛋放入酒坛中，倒入白酒，加盖密封浸泡 28 天后，倒出白酒，取出鸡蛋，打碎蛋壳，单取蛋清，于每晚睡前涂于面部斑处。每日 1 次。功效：疏经活络，活血消斑。（《常见病自疗小妙招》）

■ 敷脐疗法治妇女面部色斑

◎ 山楂、葛根、穿山甲、厚朴、乳香、没药、鸡矢藤各 100 克，桂枝、甘草各 30 克，白芍 50 克，细辛、冰片各 15 克。制作：将山楂、葛根、白芍、甘草水煎去渣，煎液浓缩成膏；穿山甲、厚朴、桂枝共研成细粉；乳香、没药溶于 95% 酒精中以除去不溶成分。以上三者混合，烘干研细末；细辛、鸡矢藤提取挥发油，加入冰片，共混入上述细粉中备用。用时取药粉 0.2 克敷脐，胶布固定，3 ～ 7 天换药 1 次，连续用药数次。用于妇女面部色斑。[辽宁中医杂志，1984（1）：11]

专家 medical tips **温馨提示**

现代医学认为，黄褐斑常与消化道疾病、肝肾疾病、盆腔炎、内分泌失调、妊娠等因素有关，长期服用避孕药也可发生。因此，积极治疗各种内科疾病，注意调节内分泌功能，避免长期服用避孕药，都有利于防止黄褐斑的发生。患者要避免性情抑郁，保持心情舒畅。少晒太阳，戴帽或撑伞或搽防晒霜。饮食清淡而富有营养，勿食辛辣油腻食物。面部禁用含激素类的外用药。

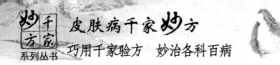
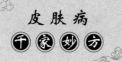

皮肤病
千家妙方

痤疮

痤疮是青春期常见的一种毛囊、皮脂腺的慢性炎症，因皮脂腺管与毛孔的堵塞，致使皮脂外流不畅所致。主要发生于面、胸、背等处，形成粉刺、丘疹、脓疱、结节、囊肿等损害，炎症位置较深者，痊愈后遗留浅的凹坑状瘢痕，甚至瘢痕疙瘩。本病好发于青春期男女，多无自觉症状，炎症显著时可有疼痛和触痛，慢性经过，大多数患者在青春期过后，自然痊愈或症状减轻。本病与中医学文献中记载的"肺风粉刺"相类似。中医也有称本病为"粉疵""面疱"或"酒刺"。俗称"粉刺""青春痘"。

本病的治疗以宣肺清热为主，病久而气滞血瘀、痰湿凝聚者，则以活血化瘀法或消痰散结法治之。同时配合局部治疗，可起到相得益彰的作用。

■ 枇杷清肺饮治痤疮

◎ 枇杷叶 12 克，桑白皮 12 克，黄芩 12 克，栀子 9 克，知母 9 克，花粉 12 克，生地黄 12 克，连翘 12 克，生甘草 6 克。水煎服，每日 1 剂。功效：清热宣肺。用于肺经风热型痤疮，症见颜面或胸背部散在与毛囊一致的丘疹，色淡红，顶端呈黑色，皮肤油腻，伴口干、便秘、尿黄、舌红、苔薄黄，脉浮数。（《中医诊治 100 病》）

■ 枇杷消痤汤治痤疮

◎ 生枇杷叶（去毛）、霜桑叶、麦冬、天冬、黄芩、菊花、生地黄、白茅根、白鲜皮各 12 克，地肤子、牛蒡子、白芷、桔梗、茵陈、牡丹皮、苍耳子各 9 克。水煎服，每日 1 剂。（《偏方大全》）

■ 银翘清肺汤治痤疮

◎ 银花 30 克，连翘、黄芩、川芎、当归各 12 克，桔梗、牛膝各 9 克，野菊花 15 克。水煎服，每日 1 剂。(《偏方大全》)

■ 五参散治痤疮

◎ 药用人参、丹参各 10 克，苦参、沙参、玄参各 50 克，核桃仁 25 克，共研细末，每服 5 克，每日 3 次，茶汤送下。功效：益气活血，清热祛痤。

■ 五花饮治痤疮

◎ 金银花、鸡冠花、玫瑰花、生槐花、月季花各 10 克，生石膏 30 克。先将石膏加水煎煮 30 分钟，去渣留汁，再将诸花放入药液中煮汤，加红糖适量。每日服 2 ～ 3 次。(《小病自疗指南》)

■ 丁香蜜治痤疮

◎ 蜂蜜 50 克，白丁香 6 克。将白丁香浸入蜂蜜里，早、晚点涂面部。

■ 硫黄大黄搽剂治痤疮

◎ 硫黄、生大黄各 7 克，研细后加入石灰水上清液 100 毫升，搅匀后外搽，每日 3 ～ 4 次。

■ 三黄苦参搽剂治痤疮

◎ 用大黄、黄柏、黄芩、苦参各 15 克，研细后加入蒸馏水 100 毫升，医用苯酚 1.0 毫升，混匀后涂搽局部，每日 3 ～ 4 次。

■ 消疮面膜散治痤疮

◎ 取黄连、大黄、苦参、天花粉各 120 克，土茯苓、白芷、白及各 100 克，

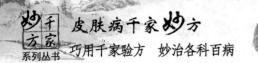
甘草 80 克，研成细末，过 80 目筛，加入硫黄粉 80 克，再按 2：1 的比例加入医用淀粉即成。嘱患者用温水、肥皂水洗净面部后仰卧。取面膜散 60 ～ 80 克，加水调成糊状，用敷料盖好口、眼，然后将药糊敷在面部 4 ～ 5 毫米，再用塑料薄膜贴于药糊外，用手轻拍数下，待 40 分钟后揭去，每天或隔天 1 次，7 天为 1 个疗程。(《新编家庭医学全书》)

■ 针挑疗法治痤疮

让患者伏椅背上，撩起其后衣，充分暴露背部。用手掌在背脊两侧第 1 至第 12 胸椎两旁各开 0.5 ～ 3 寸上下摩擦数次，然后寻找反应点。此点类似丘疹，稍突起于皮肤，呈灰白色或棕褐色、暗红色、浅红色，压之色不褪。于反应点常规消毒后，左手拇、示指固定其两侧，右手持三棱针，挑破表皮，使点翻起，再挑断皮下部分纤维组织，挤出少量血液，然后用酒精棉球覆盖伤口，胶布固定。每次挑 1 ～ 2 个反应点，5 ～ 7 天挑 1 次。一般挑 3 ～ 8 次可愈。(《中医诊治 100 病》)

■ 大蒜蜂蜜治粉刺

◎ 每日饮用充分浸泡过大蒜的蜂蜜，对粉刺有神奇的防治作用，您不妨试一试。具体方法是：将大蒜去皮，清洗干净，放入干净的广口瓶中，再将蜂蜜缓缓倒入其中，然后将瓶子密封，置于干燥、背光、通风处 15 ～ 30 天，至大蒜颜色变暗、蒜味完全被蜂蜜吸收。每次饮用 10 毫升，每日服用 2 次。(《常见病自疗小妙招》)

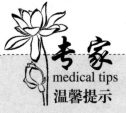
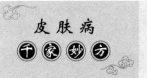

皮肤病
千家妙方

斑　秃

一个平素健康的人，一夜功夫头发像连根拔一样脱落一片，于是民间就传出了"鬼剃头"的说法，这显然是毫无科学依据的。这种现象称为"斑秃"。为什么会发生呢？道理很简单：人的头发像庄稼一样，需要营养灌溉才能茁壮生长，古医籍说："发为血之余"，从头发生长状况可以看出气血盛衰状况。例如有人患了严重贫血，他的头发往往就像庄稼缺少肥料一样，变得细软无力或枯黄憔悴，非常容易脱落。斑秃是脱发的一种，它既与上述因素相关，又有其他较多的致病因素。斑秃发病除少数与慢性病灶有关外，其余皆与神经精神因素有关。

斑秃的治疗，一般不需要内服药。原则是刺激局部充血，促进毛发生长。

病情较重者，可内服斑秃丸、首乌片、当归丸、二至丸、桑麻丸等，可收到养血、祛风、生发的效果。采取口服或外用 8- 甲氧基补骨脂素，加长波紫外线照射治疗斑秃，亦有良效。饮食物中要注意补充 B 族维生素和钙，适当配合西药地西泮、谷维素等，对调节神经系统功能也是有益的。

■ 羊踯躅酒治斑秃

◎ 羊踯躅 15 克，骨碎补 15 克，川花椒 30 克，高粱酒 250 毫升。将诸药浸入高粱酒中，7 日后即可启用。用法：涂药前，最好先用老姜切成平面擦患处，待擦至皮肤有刺痛感时再涂搽药酒，每日早、晚各 1 次。(《中草药外治验方选》)

◎ 羊踯躅花 9 克，土鳖虫 9 克，高粱酒 150 毫升。将前二药研碎，浸入酒中，浸泡 10 天后启用。用法：先用骨碎补切片擦患处，擦至皮肤有微刺痛感时再涂搽药酒，每日早、晚各 1 次。(《中草药外治验方选》)

■ 柏叶酊治斑秃

◎ 鲜侧柏叶 100 克，加入 75% 酒精 250 毫升中浸泡 1 周后备用。每次梅花针叩击后，用药棉蘸柏叶酊外搽，每天 2 次，10 次为 1 个疗程。梅花针叩击具有活血通络，祛瘀生新的作用；侧柏叶微寒，有活血养血、凉血止血、生肌之功效，其主要成分为蒎烯、丁香油及维生素 C 等。二法合用，疗效好而无不良反应。(《中医诊治 100 病》)

■ 斑槿酒治斑秃

◎ 斑蝥 9 只，紫槿皮 30 克，樟脑 12 克，白酒 200 毫升，浸泡 2 周后即可外搽局部。

■ 生发酊治斑秃

◎ 陆文生用生发酊（鲜侧柏叶 350 克，丹参 100 克，桂枝 100 克，生姜、葱各 60 克，生半夏 80 克，蛇床子 40 克，明矾 10 克，倒入酒精 6 升）外搽患处，治疗 30 例斑秃，有效率为 76.7%。（《常见病防治有问必答》）

◎ 肖洪义将补骨脂 25 克，墨旱莲 25 克，加入 200 毫升 75% 的酒精中，浸泡 1 周后外搽患处，治疗 8 例斑秃均获痊愈。（《家庭用药有问必答》）

◎ 唐庆恩采用人参叶、侧柏叶、毛姜、白鲜皮各 12 克，高粱酒 500 毫升浸渍 1 周，每天 3 ～ 4 次，轻搽斑秃区；还有人用夹竹桃叶研粉配成 10% 酊剂外涂，均获满意疗效。

◎ 取新鲜骨碎补（干品酌减）30 克，洋金花 9 克，浸泡在白酒 200 毫升中，7 日后即可用棉签蘸搽患处，轻者 2 周内即可痊愈。（《小病自疗指南》）

■ 三仁二仙膏涂搽治斑秃

◎ 核桃仁、香榧仁、白果仁各 30 克，鲜侧柏叶（摘去细枝）、鲜骨碎补（刮去毛叶）各 300 克。先将前 3 种果仁去净外衣，入石臼中杵烂如泥，再将鲜侧柏叶、鲜骨碎补加入同杵极烂，后用细夏布包扎如球状备用。用法：将药球在火上烘热搽患处，每日早、晚各 1 次。通常于 1 剂药搽完后，毛发即可陆续长出。（《中草药外治验方选》）

■ 局部刺激治斑秃

◎ 每天晚上临睡前用手指搔抓患处头皮约 5 分钟，直到局部感到发热为止，有助于局部血液循环，促进毛发新生。或用梅花针轻轻叩击患处。

■ 便方外搽治斑秃

外搽药可选生姜汁、10% 樟脑酊、花椒酊（花椒 125 克，浸于 500 毫升 75% 酒精中，24 小时后即可用）等。也可用中药毛姜，蘸烧酒，局部用力摩擦，每日 1 ～ 2 次。若发于夏天，还可用红瓤西瓜皮反复擦拭患处头皮。

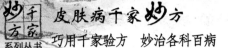
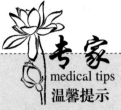

专家
medical tips
温馨提示

患者应保持心情舒畅，注意劳逸结合。注意头发卫生，勿用碱性过强的肥皂洗头，避免烫发、染发，少用电吹风。饮食要注意补充 B 族维生素和钙，适当配合西药地西泮、谷维素等治疗，对调节神经系统功能也是有益的。树立治愈疾病的信心和耐心，坚持治疗。

酒渣鼻

　　所谓"酒渣鼻"，俗称"红鼻子"，是见于鼻部的一种常见的皮肤病。主要表现为鼻部，特别是鼻尖、鼻翼两侧的皮肤上，有明显的毛细血管扩张，或有绿豆大小突出的丘疹、脓疱。酒渣鼻好发于中青年男女，影响容貌和交际活动，尤其会给年轻患者带来烦恼，不利于身心健康。故防治红鼻子，一直是患者及其家属颇为关心的问题。

　　中医治疗酒渣鼻，多以凉血解毒、杀虫止痒为原则。

■ 经验方治酒渣鼻

◎ 生地黄、赤芍、玄参、当归各 12 克，川芎、黄芩、山栀子各 6 克，虎杖 15 克，川黄连 3 克为基本方，嗜酒者加制大黄、苦参；鼻部瘙痒难忍者，加白鲜皮、地肤子;肝胆火旺,加龙胆草、夏枯草等,每日 1 剂,水煎服。同时内服防风通圣丸,每次 6 克,每日服 2 次。疗程为 1 ～ 2 个月。(《家庭常见病防治有问必答》)

■ 凌霄葛花汤治酒渣鼻

◎ 凌霄花 15 克,葛花 15 克,生地黄 15 克,玄参 15 克,牡丹皮 12 克,防风 12 克,天花粉 15 克,黄芩 10 克,山栀子 10 克,夏枯草 12 克,桃仁 10 克,红花 10 克,甘草 6 克。每日 1 剂,连服 5 ～ 10 剂。或服至"赤鼻"消失为止。6 周岁以下儿童用量减半。(作者根据《王氏验方汇编》加减化裁之经验方)。

■ 凉血四物汤治酒渣鼻

◎ 当归 3 克,生地黄 3 克,川芎 3 克,赤芍 3 克,黄芩(酒炒)3 克,赤茯苓 3 克,陈皮 3 克,红花(酒洗)3 克,甘草 3 克,生姜 3 片,五灵脂 6 克。用法:水煎服。每日 1 剂,每日 3 次。功效:清肺理气,活血祛瘀。适用于鼻部颜面黯红,证属血瘀者。可用于酒渣鼻、痤疮、过敏性紫癜、银屑病等病症。(清·吴谦《医宗金鉴》)

■ 养阴清热汤治酒渣鼻

◎ 玄参 12 克,生地黄 15 克,白花蛇舌草 30 克,黄芩 9 克,生石膏 12 克,制大黄 9 克,侧柏叶 12 克,生山楂 12 克,桑白皮 9 克。用法:水煎服。每日 1 剂,日服 2 次。在服药同时,应配合用"颠倒散"、大黄、硫黄各等份,共研细末,以茶水调之外涂敷患处。功效:养阴清热通腑。名医顾伯华用此方治酒渣鼻屡用效佳。一般连续用药 2 个月左右,即收全功。(李文亮《千家妙方·下》)

■ 四仁散治酒渣鼻

◎ 大风子 30 克,火麻仁 30 克,核桃仁 30 克,木鳖子 22 克,水银 30 克,

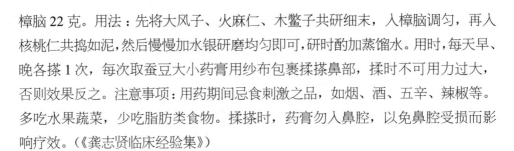
樟脑 22 克。用法：先将大风子、火麻仁、木鳖子共研细末，入樟脑调匀，再入核桃仁共捣如泥，然后慢慢加水银研磨均匀即可，研时酌加蒸馏水。用时，每天早、晚各搽 1 次，每次取蚕豆大小药膏用纱布包裹揉搽鼻部，揉时不可用力过大，否则效果反之。注意事项：用药期间忌食刺激之品，如烟、酒、五辛、辣椒等。多吃水果蔬菜，少吃脂肪类食物。揉搽时，药膏勿入鼻腔，以免鼻腔受损而影响疗效。（《龚志贤临床经验集》）

■ 以硫黄为主治疗酒渣鼻

◎ 硫黄 30 克，轻粉、密陀僧、白矾各 3 克，用凡士林调成 20% 的软膏，涂敷患处。此方有杀虫止痒，敛疮护肤之功。但有毒，切勿入口。

◎ 硫黄、乳香、巴豆、轻粉各等份，同研为极细末，用蜂蜜调匀成膏，涂敷患处。注意：此药有毒，切勿入口。

◎ 硫黄 15 克，密陀僧 30 克，玄参 15 克，轻粉 12 克，研成细末，用蜜调成糊状，早、晚各搽 1 次，每次在患部搓擦约 5 分钟。（《家庭科学用药有问必答》）

◎ 生大黄、硫黄、荞麦炭各等量。先取荞麦适量烧成炭，待冷研成粉；再与大黄、硫黄共研成极细粉，瓶贮备用。用法：于每晚睡前取药粉适量，用冷开水调成糊状，涂于患处，翌晨用温开水洗去。每晚 1 次，直至鼻尖赤色消除为止。（《中草药外治验方选》）

◎ 硫黄 25 克，轻粉 6 克，大黄 30 克，杏仁去皮 27 个，共研为细末，加凡士林 100 克，调匀成膏，每日局部涂 1 ～ 3 次。（《百病外治 500 问》）

■ 大黄芒硝治疗酒渣鼻

◎ 生大黄、净芒硝各 30 克。先将大黄研成极细粉，再与芒硝共研匀，瓶装备用。用法：于每晚临睡前取药粉适量，用鸡蛋清调为糊状，涂于患处。翌晨先以温开水润透再洗去。每天涂 1 次，直至鼻尖赤色消退为止。（《中草药外治验方选》）

■ 大风二子膏治酒渣鼻

◎ 大风子仁 6 克，榧子仁 6 克，轻粉 2 克。将三药研烂成膏状，贮瓶备用。用法：每晚睡前取药膏适量，涂于患处，外以消毒纱布覆盖，胶布固定，翌晨去掉。通常连续涂搽 2～3 周可愈。注意：大风子仁和榧子仁，均宜选择未走油者，其药效才佳。（《中草药外治验方选》）

■ 二白杏仁散治酒渣鼻

◎ 白蔹、白石脂、杏仁各等份，研末，睡前与鸡蛋清调匀涂患处，次日早晨洗去。

■ 蛤粉青黛散治酒渣鼻

◎ 蛤粉 15 克，轻粉、川柏各 75 克，青黛 4.5 克，煅石膏 15 克。上药各研细末，和匀，用香油 60 毫升调匀为膏。用温水洗净面部将上药以冷水调涂患处。

专家
medical tips
温馨提示
目前大多数学者认为毛囊虫感染是发病的重要因素，但不是唯一的因素。嗜酒、辛辣食物、高温及寒冷刺激、消化、内分泌失调等也可促发本病。故治疗期间应忌食辛辣、酒类等辛热刺激物。在用药的同时，要特别注意面部皮肤的清洁防护。油性皮肤的人可用硫黄皂清洁面部，敏感肤质的人可用硼酸进行面部的清洁，中性皮肤的人则可根据自己的情况选择。

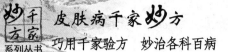

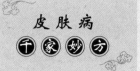
皮肤病
千家妙方

暑疖

暑疖易发生于夏季，又称热疖，多发生于头面，是一种发生于皮肤浅表的急性化脓性疾病。暑疖初起为局部皮肤潮红，次日发生肿痛，根脚很浅，范围局限，直径多在 3 厘米左右。中医外科把暑疖分为"有头疖"和"无头疖"两种。有头疖先有黄白色脓头，随后疼痛逐渐加剧，可自行破溃，流出黄色脓液，肿痛因脓液畅流而逐渐减轻。无头疖结块无头，红肿疼痛，肿势高突，3～5天成脓，切开，脓出黄稠，若 1 周以上，切开则脓水稍薄，或夹血水，再经 2～3天收口。暑毒轻者，一般无全身症状。暑毒重者，可遍体发生，少则几个，多则数十个，或者簇生在一起，状如满天星布（俗称珠疖），破流脓水成片，局部可有潮红胀痛，并可出现全身不适、寒热头痛、心烦胸闷、口苦咽干、便秘尿赤、苔黄脉数等症状。

暑疖防治贵在早，可用鲜车前草、鲜野菊花、鲜蒲公英、鲜马齿苋等，任选 1～2 种，适量煎汤代茶饮。中成药如清解片、六神丸、金黄散（初起可用）、玉露散，以银花露或菊花露或丝瓜叶打汁，将散药调成糊状，外敷患处。也可用新鲜的蒲公英、紫花地丁、芙蓉叶、马齿苋、丝瓜汁、乌蔹莓等药，任选其中 1～2 种，捣烂外敷，每日 2～3 次。对已成脓的疖，应切开排脓，脓出即易愈。

■ 二花公英绿豆汤预防暑疖

◎ 平时用野菊花、金银花、蒲公英、绿豆衣各 12 克，甘草 6 克，煎水代茶饮用，有助于预防疖子的发生。也可少量服用六神丸。

■ 清暑化湿解毒汤治暑疖

◎ 连翘 15 克，天花粉 12 克，赤芍 12 克，滑石（布包）9 克，车前子 15 克，金银花 15 克，泽泻 12 克，淡竹叶 6 克，甘草梢 5 克。水煎分 2 次服，每日 1 剂。六应丸等亦可酌选。

■ 中药外敷治暑疖

◎ 新鲜马齿苋 60 克，或用蒲公英 60 克，或用败酱草 60 克，或用芙蓉花嫩叶 60 克，加少许食盐，捣烂，外敷患处，每日换药 2～4 次，对尚未化脓的疖子效果较好。

■ 中药热敷治暑疖

◎ 用苍耳子、白矾各 30 克，马齿苋 12 克，水煎熏洗患处，每日 2 次。或用马齿苋、野菊花各 30 克，水煎 20 分钟，取药液服用，将药渣趁热敷于患处。本方适用于疖肿初起。

◎ 金银花 12 克，连翘 12 克，蒲公英 30 克，水煎取汁，趁热敷局部，可促进消散。用于本病未成脓者。

■ 蜂房三黄膏治疖肿

◎ 露蜂房 1 个，黄连粉、黄芩粉、黄柏粉各 2 克，将露蜂房烧存性，研为细末，与三黄粉混匀，用茶油调和，外敷患处。

■ 硫黄大黄黄连膏治疖肿

◎ 硫黄、大黄各 15 克，黄连 6 克，同研为细末，用香油调匀成糊状，敷于患处。

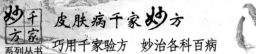

■ 四黄芙蓉泽兰膏治疖肿

◎ 黄连、黄芩、黄柏、大黄、芙蓉叶、泽兰叶各 25 克，同研为细末，加冰片 1 克，用凡士林 500 克调匀。取适量药膏摊纱布上，外敷患处，每天换药 1 次。适用于重症疖肿的早期。

■ 金冰如意膏治疖肿

◎ 姜黄、大黄、黄柏、白芷各 80 克，苍术、厚朴、陈皮、生天南星、甘草各 32 克，天花粉 160 克，冰片 15 克，蜂蜡 120 克，麻油 500 毫升。先将前 10 味药浸泡在麻油内 24 小时后，微火加热至沸，持续煎炸至白芷、生天南星外焦黄而不发黑时捞出（1 小时左右），弃去药渣，用 3 层消毒纱布过滤麻油，后放入蜂蜡搅拌至完全溶解，待油温降至 40 ～ 50℃时，缓慢加入冰片，边加边用玻璃棒搅拌至油蜡微结晶时，倒入已灭菌的容器内封闭备用。用法：根据病变部位大小，取药膏 5 ～ 10 克，放入纱布中央，外敷患处。重者 1 日换药 1 次，轻者隔日换药 1 次，3 次为 1 个疗程。据报道，此膏对疖肿早期疗效显著，经治 1 ～ 3 个疗程治疗的 50 例患者中，无 1 例化脓感染。

■ 隔蟾蜍皮灸治疖肿

◎ 凡疖肿未化脓和已化脓者均可用，对已化脓未破溃者，用生理盐水棉球擦洗患处后，再用三棱针挑破疖顶，揩去脓液；若已化脓破溃者，应揩净溃流之脓液。取略大于病灶的蟾蜍皮（癫蛤蟆皮）一块，贴在病灶处，外用艾条灸之，每日 1 次，30 ～ 60 分钟。灸后无化脓者不需要特殊处理；对已破溃者，灸后放油纱条，再敷上无菌纱布，外用胶布固定。

■ 马齿苋外用治暑疖

◎ 鲜马齿苋 300 克，洗净捣碎，加水 1000 毫升，煮沸，待温后用毛巾蘸药液洗患处；并用鲜马齿苋 200 克捣碎后外敷于患处，每日换药 1 次。适用于暑疖，而且对所治疮疖、丹毒、蜂窝织炎、足癣感染、糜烂渗出性皮损，最少6天、最多10天能明显见效。

专家
medical tips
温馨提示

预防疖子，应做到以下几点：首先要讲究皮肤的清洁卫生，其次避免皮肤破损，特别要保护易被衣领、腰带等磨损的皮肤区。皮肤被蚊虫叮咬后不可搔抓，否则细菌入侵最易生疖。及时治疗瘙痒性皮肤病，如湿疹、痱子和足癣等。洗澡时，不要用碱性大的肥皂，以免破坏皮肤表层的弱酸性环境，而降低其天然抗病能力。再次饮食宜清淡，不要吃油腻和辛辣食品，可在医生指导下内服六神丸、牛黄解毒丸等清热消炎药，以清除体内的"火毒"。

第二章
手足四肢部常见皮肤病

灰指（趾）甲

甲癣俗称"灰指（趾）甲"，病原菌主要是皮肤癣菌、酵母菌和真菌，其中以皮肤癣菌最常见，可占全部甲真菌感染的90％～95％。目前，单独外用的药物包括帕特药盒、醋柳碘酊、28％咪康唑溶液、8％的环吡酮溶液和5％的阿莫罗芬甲涂剂等。从总体上看，甲癣首选外治疗法，综合治疗疗效更佳。

初发甲缘部位、受损面积小的患者，常用药有碘酒、乳酸碘酊、米醋、冰醋酸等，每日2～3次涂患处，直至病甲消失。用阿莫罗芬甲涂剂，每周1～2次，外涂病甲，治疗前宜先将病甲刮薄，并注意保护甲周的皮肤。一般需治疗3～6个月，因为自甲根部长至游离缘至少需3个月，而趾甲更慢，需半年以上，甲癣的痊愈表现为正常甲板完全长出，因此甲癣的治疗至少需3个月以上。本药一定要在皮肤科医生指导下使用。孕妇和哺乳期妇女不可使用。为避免再感染，治疗甲癣的同时，应治疗手、足、体、股癣等其他皮肤癣菌病。

药物拔甲（帕特药盒）和手术拔甲，以及内服药伊曲康唑、疗霉舒等治疗方法，都应由医生决定选用。

■ 陈醋治灰指甲

◎ 取山西太原陈醋（越陈越好）500毫升，放入铁锅内煮沸，浓缩至150毫升，然后将苦参 50 克，花椒 20 克，用水冲洗干净，放进浓缩醋内，浸泡 1 周即可用。治法：在搽药之前，先将灰指（趾）甲用热水泡软，再用刀片轻轻的一层一层地刮削病甲。病甲刮削得越彻底，治疗效果越显著，以不出血，无疼痛感为度。然后用消毒棉球蘸药液浸润病甲 5 ～ 10 分钟，每日晚睡前进行 1 次。一般搽药5 ～ 7 天见效。注意：①每次搽药前一定要用热水浸泡病甲，使药力直达病所，以加速药效；②在治疗期间，切忌用冷水洗患部，保持鞋袜干燥和清洁。

■ 蒜醋浸液治灰指甲

◎ 取 20 瓣大蒜，除去外皮，切碎或捣烂，放入带塞广口玻璃瓶中。加入10% 的醋酸 150 毫升（也可用食醋代替），浸泡 1 天，即可使用。治法：将病指甲浸入温水 5 分钟，把指甲泡软，用剪刀剪去或刮去可以除去的病指甲，将病指甲插入大蒜浸液中浸泡 15 分钟。每日 3 次，1 周即可见效。如未痊愈，可按上法再治 1 个疗程。为节约时间，也可用药棉蘸大蒜浸液敷在病指甲上，浸入或敷上大蒜浸液。有时病甲感到有点疼痛，应坚持下去。大蒜浸液可长期保存，反复使用。用此法治足癣（脚气）也有效果。

■ 复方土槿皮药醋治灰指甲

◎ 土槿皮 30 克，斑蝥 7 个，百部 15 克，明矾 10 克，凤仙花 10 克，骨碎补20 克，食醋 500 毫升。制法：先用醋煎斑蝥，然后加入其余 5 味药再煎 1 小时（或将百部、骨碎补、土槿皮煎 1 小时，然后加入凤仙花、明矾继续煎 20 分钟），过滤后药液装入玻璃瓶中。用法：用药棉蘸液敷患甲处，24 小时后除去，隔日再敷1 次，3 次为 1 疗程。重者隔 1 周后再进行 1 个疗程。三伏天使用佳。如患处起疱，停药后 2 ～ 3 天便可自行消退。说明：用药期间患指（趾）不能接触肥皂。

■ 复方土槿皮酊治灰指甲

◎ 土槿皮 40 克，苯甲酸 12 克，水杨酸 6 克，75％酒精适量。制法：将前

3味药置容器中,加入75％酒精至100毫升(先将苯甲酸、水杨酸加酒精适量溶解,再加入土槿皮酊混匀,最后将酒精加至足数)。用棉棒蘸复方土槿皮酊浸渍甲部,每日1次,每次10分钟。用药前用小刀刮除已灰化的指(趾)甲,每隔1周刮除1次。注:此药药店有成药出售。

■ 白凤仙花治灰指甲

◎ 白凤仙花捣烂涂甲上,用布包好,每日换1次,直至痊愈。

◎ 鲜白凤仙花30克,明矾9克,捣成糊状,摊涂于病甲上,用塑料纸或蜡纸封包,每日换药1次,直至健甲长出。每年夏季用红凤仙花染甲,亦可预防灰指甲的发生。

■ 中药苦参治甲癣

◎ 苦参30克,黄柏20克,青木香30克,土槿皮30克,白矾15克煎汤;若继发感染加蒲公英30克。放至室温,浸泡双足,每次20分钟,每日2次。擦干后,将青黛膏薄涂于纱布条上,夹在趾间或敷于患处。

◎ 苦参、地肤子、大茴香各等份,以75％酒精浸泡,取液涂患处,每日数次。

◎ 苦参、车前子各50克,白醋500毫升,用广口瓶浸泡1周后即可使用。用法:每次将患指伸入药液中浸泡30分钟,浸后不洗手,每天泡3次。

专家 medical tips 温馨提示

积极治疗初发的手癣和足癣是预防甲癣的关键。一旦感染上甲癣,应在治疗甲癣的同时,治疗手癣和足癣。甲癣的治疗时间较长,患者须有耐心。同时,应保持手指、足趾干净,防止感染。平时养成良好的卫生习惯,不穿他人的鞋袜,不用他人的毛巾、浴巾、不与他人共用面盆、脚盆。经常清洗手足，保持手足清洁和合适的湿度。避免用手搔抓患部。

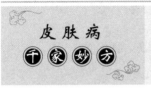

手足癣

手足癣按临床表现分为四型。①水疱型：多见足底或手掌出现水疱，甚至几个水疱融合成较大的水疱，边界清楚，皮肤不红，疱破脱屑。②浸渍型：多见趾（指）间皮肤发白，糜烂、浸渍，边缘清楚，去除浸渍的表皮，留下潮湿的鲜红新生皮肤。③鳞屑型：多以脱屑为主，间有少数水疱，疱干脱屑，边界清楚，炎症不明显。④增厚型：多见掌跖皮肤增厚，夏季水疱脱屑，入冬则皮肤开裂。

本病多见于成年人，往往是夏季发作或加重，冬季气候干燥时减轻或症状消失，故冬季是治疗手足癣的最佳时机。

■ 熏洗良方治手足癣

◎ 取蛇床子、苦参、白鲜皮、黄柏、生百部各 20 克，雄黄、硫黄各 10 克，每日 1 剂，水煎取汁外洗患处，每天 1 次，每次 30 分钟，适用于各型手癣。

◎ 取雄黄、黄连各 10 克，苦参、土茯苓、防风、地肤子、荆芥各 30 克，冰片 6 克，先将前 7 味药水煎 30 分钟，待沸后加入冰片，去渣，待温浸泡患处 20 分钟，每天 4 次，每剂用 3 天，15 天为 1 个疗程。适用于各型手癣。

◎ 取土槿皮、蛇床子、透骨草、徐长卿、黄芩各 30 克，土茯苓、苦参、白矾各 20 克，每日 1 剂，水煎取汁适量，浸泡患处，每天 2 次，每次 30 分钟，适用于足癣合并感染者。

■ 中药浸泡治手足癣

◎ 浸泡方 1 号：苦参、大风子、蛇床子各 30 克，半夏、白及、皂角各 15 克。功效：杀虫解毒祛秽，用于糜烂浸渍型足癣。

◎ 浸泡方 2 号：苦参、木槿皮、白鲜皮各 30 克，防风、蝉蜕各 15 克，黄柏、明矾各 20 克。功效：清热、利湿、止痒，用于水疱型足癣。

◎ 浸泡方 3 号：苦参、大风子、地肤子各 30 克，蛇蜕、川椒、当归、百部各 15 克。功效：养血祛风、杀虫，用于鳞屑角化型足癣。

用浸泡方加水至 2000 毫升，水煎 30 分钟，过滤去渣，待滤出液温度适中时，即可作足部浸泡。药液经加热后可重复使用。每日 2 次，每次浸泡时间不少于 1 小时。7 天为 1 疗程。继发感染严重者加用抗生素。

■ 愈癣油膏治手足癣

◎ 取生地黄 24 克，大黄 18 克，蛇床子、豨莶草、百部、大风子、海桐皮各 15 克，木鳖子（切片）、紫草、杏仁、牡丹皮、当归各 12 克，花椒、甘草各 6 克。将上药浸入 1000 毫升芝麻油内 2 天，然后用炭火煎至药色微黄为止，用细筛滤渣，再用蜂蜡 450 克放入杯内，将滤下的芝麻油趁热倒入杯内，搅匀成膏，收贮备用。每晚睡前，用温水将患处洗净，拭干后，取此膏涂搽患处，适用于手癣表皮干燥、脱皮、皲裂或水疱、奇痒。

■ 三石散治手足癣

◎ 取滑石、煅海螵蛸、制炉甘石各 40 克，赤石脂 20 克，硼砂 15 克，白矾、制乳香、制没药各 10 克，轻粉、铅丹、冰片各 4 克。共研成细末，过筛和匀，将患处洗净擦干，然后将药粉均匀撒在趾缝间糜烂发痒处，每日 2 次，适用于浸渍糜烂型足癣。

■ 复方苦参酊治手足癣

◎ 取苦参、地榆、胡黄连、地肤子各 200 克，将上药切碎后放入 75％酒精至 1000 毫升中，浸泡 1 周，过滤后再加入 70％酒精至 1000 毫升，外搽患处，每日 3 次。适用于水疱型足癣。

■ 密陀僧膏治手足癣

◎ 取密陀僧 30 克，龙骨 20 克，冰片 3 克，凡士林 100 克，将前 3 味药研成极细末，然后加入凡士林调成膏剂，外涂患处，每日 3 次。适用于鳞屑型和增厚型足癣。

■ 藿香正气水治手足癣

◎ 以藿香正气水（中成药）搽患部，每日 1 ～ 2 次。在治疗中不穿胶鞋和尼龙袜，保持足部通风干燥，一般 3 ～ 5 天初愈，有的愈后复发，照此再治疗 3 ～ 4 周可治愈。

■ 冰硼散治手足癣

◎ 取冰硼散 3 瓶（9 克），六一散 1 包，混合均匀，于晚上将足洗净抹干后，以药粉搽患处，一般用药 3 天左右即可见效。

■ 京万红烫伤膏治手足癣

◎ 将双足在温水中浸泡 10 分钟，待晾干后将京万红烫伤膏外涂患处，每日早、晚各 1 次，7 天为 1 个疗程。用药 1 ～ 3 个疗程即可痊愈，且不复发。

■ 醋疗妙方治手足癣

一旦得了足癣往往缠绵不休，反复发作，重者继发感染，出现高热、乏力，并发下肢丹毒、淋巴管炎、蜂窝织炎等病。中医学认为"醋能软坚"；《药性四百味》说醋能治"血痹风疮"。用醋治疗足癣，效果良好。

◎ 根据足癣面积的大小，而酌情选用醋（陈醋或白醋最好）适量，将醋放入一盆中，以醋能淹没足癣的部位为度，每天浸泡 2 小时，一般 5 天明显好转，10 天能彻底治好。

◎ 取白矾、五倍子、地肤子、蛇床子、苦参各 30 克，大风子、川椒、黄柏各 25 克，共研末后，用食醋 1000 毫升浸泡 1 周备用，每日 2 次，取药液浸泡患处，每次 30 分钟，每剂可用 7 天，适用于各型手癣。

◎ 黄精首乌醋治疗足癣。药物配制及用法：生黄精、生何首乌各 50 克，轧碎，加入陈醋 300 克，连同容器置入 60 ～ 80℃热水中，加温 6 ～ 8 小时取出备用。每日先用淡盐水洗脚，早、中、晚各用棉球蘸药醋涂搽患处 1 次。15 天为 1 个疗程。未愈者可进行第二三个疗程。

糜烂型伴继发感染的患者，可加服自拟苦参三妙汤：苦参 15 克，牛膝 10 克，黄柏、苍术各 6 克。水煎服，每日 1 剂。

◎ 以醋为主药的"足癣 1 号"方：取黄柏 24 克，苦参 24 克，土槿皮 30 克，白鲜皮 30 克，浮萍 30 克，羌活 15 克，丹参 15 克，明矾 6 克，硫黄、艾叶等各 10 克。制法：上药一料加食醋 1500 毫升，浸泡一昼夜后外用。按照上面比例，将药液装瓶备用。用法：药液外用每日 2 次，每次浸泡 20 分钟，用量每次 2 ～ 3 瓶（即 1000 ～ 1500 毫升），用时将药液超过皮疹部位为好。

在醋疗的过程中，会感足癣部位奇痒而略有刺痛感觉，这时可以将足癣部位腐败欲脱落的角质层搓掉，待浸泡 3 次后，脚上胼胝（俗称老茧）也会软化，用较粗糙的砖头或砂轮可以很容易将其搓去，这对治疗足癣很有帮助。但需注意，治疗必须连续进行，足癣有感染、化脓、渗出现象者暂不用此法。

专家
medical tips
温馨提示

手足癣病都比较顽固，传染性比较强，必须彻底治疗。一般干型的可涂脚气药水，湿型的涂脚气灵药膏，每日早、晚各用1次，用药膏的，晚上可穿上干净袜子，以免污染被褥。刺痒厉害时，不要用手抓，可以按揉止痒，要坚持上药约1个月，直到局部不再脱皮为止。第2年天气转暖时，如发现患处有水疱和脱皮，需再涂上述药物2～4周，可把小水疱用消毒过的针刺破再涂药，效果更好。如发现有糜烂或感染应去医院治疗。平时注意保持皮肤干燥卫生，每晚洗脚，袜子每天或隔天洗换，不要用手抓脚，鞋子保持干燥，可以经常在日光下暴晒通风，最好不穿胶鞋。此外，不用公共浴巾、拖鞋等都是预防足癣的措施。

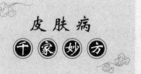

皮肤病
千家妙方

鸡 眼

"鸡眼"是一种局限性圆锥状角质增生物，尖端深入皮内，基底露于表面，呈圆形似鸡眼，故得其名，有的医籍称其为"肉刺"。外科切除或单用外敷疗法，难以根治。现介绍几则行之有效且简便易行的疗法，供参考应用。

■ 大蒜葱头治鸡眼

◎ 取紫皮大蒜1只，葱头1个，酸醋适量。把大蒜和生葱压碎如泥，再加入食醋调匀。必须在使用时临时配制。

操作方法:患处做常规消毒。用手术刀或普通利刀割除鸡眼表面粗糙角膜层,以不出血或刚出血为度,接着用盐水(温开水 2000 毫升加生盐 5 克),浸泡 20 余分钟,目的是使真皮软化,以发挥药物的更大作用。用布抹干,取蒜、葱泥塞满切口,用消毒纱布、绷带和胶布包扎固定。每天或隔天换药 1 次。一般 5 ~ 7 天可愈。

◎ 取紫皮独头蒜 1 个,葱白 1 根,花椒 3 ~ 5 粒,共捣如泥状,视鸡眼大小敷于鸡眼上,并用药棉搓一细条,围绕药泥,使之不接触正常皮肤,上用胶布外贴密封,24 小时后除去胶布和药泥,3 天后鸡眼开始变黑并渐脱落,1 次未愈可再用。

■ 蓖麻子治鸡眼

◎ 取蓖麻子 1 粒,用火烧蓖麻子外壳,待出油后,直接按压在鸡眼上,外用胶布固定,一般 5 ~ 6 天脱落。

■ 石灰碱粉治鸡眼

◎ 取生石灰 30 克,碱粉 15 克,糯米 10 粒。先将生石灰、碱粉放入瓷杯内,后将糯米撒上,再倒入清水适量,待其沸腾后,即以竹筷或玻璃棒搅匀如糊状,待冷,贮瓶备用。

用法:先将鸡眼顶起硬凸部分剪平,再取胶布 1 块按鸡眼大小剪出一孔,罩贴于鸡眼之四周,将鸡眼暴露,取上列药糊适量涂于鸡眼上,待药糊快干时,再取胶布一块覆盖之。患处勿使受水湿,待 1 周后揭去 2 层胶布,鸡眼即连根脱落。

■ 六神丸外敷治鸡眼

◎ 取六神丸 6 粒,先将患处洗净消毒,用利刀割去表面角质层,用 1% 盐水浸泡 25 分钟,再将上药研为细末,加醋调成糊状,涂敷患处,胶布固定,3

天换药 1 次，连用至愈。

■ 乌梅乌桕治鸡眼

◎ 取乌梅 18 克，研成细末装入瓶内，加香油浸泡 7～10 天，和匀即可。以 1%温盐水泡患处 30 分钟，待粗皮软化后剪掉粗皮，取适量药膏外敷，用纱布包扎，12 小时换药 1 次，3 天为 1 个疗程。

◎ 取乌桕嫩叶枝适量，折断叶柄，取其乳白色汁，每天上午涂搽患处 2 次，每次 5 分钟，晚上用热水浸泡，并刮去软化的角质。

■ 巧用芦荟治鸡眼

◎ 取芦荟适量，用水少许共研为糊状，于每晚热水泡洗脚后，将药糊涂于患处，外用塑料薄膜覆盖，胶布固定，每天 1 次，10 次为 1 个疗程。

■ 地骨皮红花治鸡眼

◎ 取地骨皮、红花等量，共研成细末，加香油适量调成糊状．于每晚热水烫洗脚后涂于患处，外用无毒塑料薄膜覆盖，再以胶布固定，每天 1 次，10 次为 1 个疗程。

■ 蜈蚣乌梅外敷治鸡眼

◎ 取干蜈蚣 30 条，乌梅 9 克，焙干研末，加菜籽油适量，浸泡 10 天成膏。先用 1%温盐水浸泡患部 30 分钟，待粗皮软化后剪去。外敷本膏适量，用纱布包扎，每天 2 次，连用至愈。

■ 鸡眼糊治鸡眼

◎ 取鸦胆子去外皮、研细，与水杨酸研匀，加酒精，调成鸡眼糊，外敷，治疗鸡眼，治愈率达 100%，3 年后随访，无复发病例。

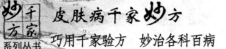

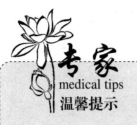

鸡眼的治疗重在早期观察处理和预防复发。常泡足，勤修足，穿宽松、大小合适、柔软的靴袜，运动后多用热水搓足，促进血液循环，保持双足干燥、清洁，避免穿紧束、高跟、生硬鞋袜长期行走。对于因骨质异常增生、足畸形引起的鸡眼，治疗后应积极根除病因。

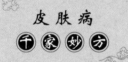
皮肤病
千家妙方

手 足 皲 裂

手足皲裂是冬季常见的皮肤病，因为冬季天气干燥而且寒冷，皮肤汗腺和皮脂腺分泌减少，增厚的皮肤失去滋润，容易干燥和开裂。

手足皲裂应防治结合，防重于治。有皲裂病史的人，冬季应常用热水浸泡手足，用刀修去增厚的角质，然后外涂润肤性油脂（如蛤蜊油、硅霜等）；加强保暖，少用碱性强的肥皂洗手足；若因职业劳动引起的皲裂，应加强劳动防护，劳动时穿戴好防护用具，尽量避免手足直接接触有害的物理性或化学性刺激；如为手足癣或皮炎等皮肤病引起的皲裂，应积极治疗原发病。治疗手足皲裂，常用 10%～20% 的尿素霜、0.05% 维 A 酸软膏外搽；或用白及粉 10 克，凡士林适量调匀，涂搽患处；用橡皮膏外贴亦有良效。

■ 当归饮子加减治手足皲裂

◎ 当归 30 克,生地黄 30 克,白芍 15 克,何首乌 30 克,川芎 20 克,防风 6 克,刺蒺藜 10 克,生黄芪 15 克,鸡血藤 20 克,白术 10 克,丹参 30 克,甘草 6 克。水煎服,每日 1 剂。功效：养血疏风润燥,佐以活血化瘀。

■ 中药外洗治手足皲裂

◎ 白鲜皮 30 克,地肤子 30 克,皂角 20 克,大风子 30 克,大黄 15 克。水煎外洗。

■ 巧用食物治手足皲裂

◎ 用香蕉合开塞露外治有确切疗效。方法是：取熟透的香蕉 1 个,将其果肉置于小碗内,再取开塞露 1 只,将其药液挤入碗中,与香蕉一同捣成糊状,待用。使用时,先将皲裂处皮肤洗净,再将药糊涂在患处,反复搓揉,连续使用 3 ~ 5 天即可显效或治愈。

◎ 取黄豆 100 克,洗净,晾干,研细,过筛。与凡士林 200 克混匀,装瓶备用。用时先洗净患处皮肤,然后将药膏填平裂口,外用纱布覆盖,每隔 3 天换 1 次药。一般换药 2 ~ 4 次即可痊愈。黄豆与凡士林制成的药膏,具有祛风润肤之功效,对手足皮肤干燥、脱屑、皲裂、疼痛者均有效果。

◎ 取核桃仁 20 克,芝麻 10 克,共捣烂研末,加蜂蜜 15 克调匀,涂抹患处。

■ 复方甘油搽剂治手足皲裂

◎ 甘油 60 克,红花油 15 克,青黛 4 克,香水 1 克和 75% 酒精 20 毫升混匀,外搽患处,每日 1 ~ 2 次。

■ 两草膏治手足皲裂

◎ 紫草、甘草、当归、白蔹等量,加入橡皮膏内制成,外贴患处,每日 1 次。

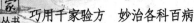

■ 防裂膏治手足皲裂

◎ 尿素 10 克，白及 30 克，土大黄 15 克，地骨皮 20 克，当归 30 克，用市售防裂膏或凡士林 250 克，研面调成膏状，外搽患处，每日 2 次。

■ 白及生地膏涂搽治手足皲裂

◎ 取芝麻油 100 克，白及 30 克，生地黄 25 克，黄蜡 100 克，凡士林 50 克。先把芝麻油放在小锅内烧开，然后加入生地黄，待浓煎后，滤掉生地黄渣，再同时加入黄蜡、凡士林同煎，直至完全溶化为度，外涂。

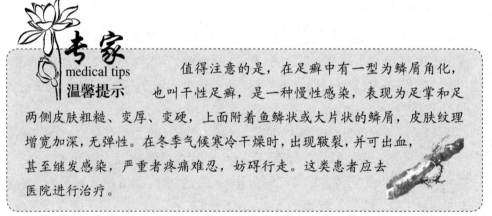

专家
medical tips
温馨提示

值得注意的是，在足癣中有一型为鳞屑角化，也叫干性足癣，是一种慢性感染，表现为足掌和足两侧皮肤粗糙、变厚、变硬，上面附着鱼鳞状或大片状的鳞屑，皮肤纹理增宽加深，无弹性。在冬季气候寒冷干燥时，出现皲裂，并可出血，甚至继发感染，严重者疼痛难忍，妨碍行走。这类患者应去医院进行治疗。

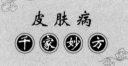
皮肤病
千家妙方

臁　疮　腿

臁疮是发于小腿下部内外侧的慢性溃疡，西医归属于球菌性皮肤病。特点是难以收口，或虽经收口，每因损伤而复发，故俗称其为"老烂腿"。典型的患者，好发部位为小腿下 1/3 处，内侧多于外侧。多表现为反复发作，发作前先痒后痛，先红后肿，继则溃烂面形成。日久不愈，疮口凹陷，边缘形如缸口，创面肉色灰白，流溢灰色或带绿色臭脓水；若创面碰伤或损伤血管，则容易出血；溃疡周围皮肤色素沉着而呈黑色。伴湿疮、下肢静脉曲张者，病程大多较长，严重的可烂至胫骨，并发骨髓炎。少数下肢溃疡患者，疮面呈菜花状，应警惕发生癌变。

■ 臁疮一般处理与小验方

◎ 用淡盐水清洗创面，揩干。疮面有腐肉的用红油膏、九一丹外敷；疮面肉色转红，脓水变稠，肉芽始长时，用白玉膏、生肌散外敷，每日 1 次。继发感染，脓性分泌物多时，可用 10% 黄柏溶液湿敷。

◎ 桑蚕茧一个，白矾少许，将白矾装入蚕茧内，烧炭，研末，香油调涂患处。

◎ 无花果数个，捣烂，敷于患处；或将其焙燥研末，撒布疮面，外包扎。

◎ 生棉籽适量，研粉，香油调涂患处，每日 1 次。

◎ 苍耳子 100 克，生猪板油适量，将苍耳子焙黄研末，与猪板油放于案板上砸成糊状。用时先将疮面用石灰水洗净、擦干，再将药膏摊贴于疮面，外用纱布包扎。

◎ 白萝卜 1 个，切碎，砂锅煮熟，捣成膏状，外敷患处，以纸包扎，每日 1 次。

■ 溃疡生肌散治臁疮腿顽固性溃疡

◎ 药用蜈蚣、全蝎、虎杖、蝉蜕、云南白药等，按 1 ∶ 2 ∶ 6 ∶ 3 ∶ 14 的比例配取，前 4 味药分别用文火焙干，研极细末，然后与云南白药混匀过细筛，装瓶备用。用法：用碘酒、酒精常规消毒创面皮肤，过氧化氢溶液洗净创面分泌物及脓液，然后用生理盐水冲洗，并剪去腐肉，如创面渗出较多时，用溃疡生肌散直接撒在创面上，厚度约 0.2 毫米，然后盖一层凡士林纱布；如创面无渗血，可用溃疡生肌散加凡士林配制成 10％软膏外用，根据溃疡面积大小及感染情况，1 ～ 3 天换药 1 次。

■ 地骨石灰散治臁疮

◎ 炒地骨皮 15 克，炒陈石灰 15 克，冰片 3 克，旧橡胶鞋烧成的灰 15 克，生桐油适量。制法：先将上列各药分别研成极细粉，再放在一起研匀，以生桐油调成软膏，贮罐备用。用法：先将患处用四季葱数根煎汤，待温，洗净疮面，再用上列药膏涂满溃疡面，外加消毒纱布覆盖，以胶布固定，每日或间日换药 1 次。通常 7 ～ 10 日，疮口即可逐渐愈合。

■ 以煅石膏为主治臁疮

◎ 煅石膏 24 克，铅丹 12 克，银珠 6 克，铜绿 3 克，麻油适量。先将前 4 味药共研成极细粉，再用麻油适量调成软膏，贮瓶备用。用法：先将患处用四季葱数根煎汤待温，洗净局部脓液，再用上列药膏涂满疮面，外以消毒纱布束之；第 2 天如无脓液流出，即不必换药，待 7 ～ 10 日，疮口即可平复。

■ 海螵蛸铁落散治臁疮

◎ 海螵蛸 30 克，铁落粉 30 克，冰片 6 克，鸡蛋黄油适量。制法：先将前 3 种研成极细粉末，再加入蛋黄油调成软膏，贮瓶备用。用法：先将患处用四季葱数根煎汤待温，洗净局部脓液，再用上列药膏涂满疮面，外以消毒纱布束之；第 2 天如无脓液流出，即不必换药，待 7 ～ 10 日，疮口即可平复。

■ 缠缚疗法治老烂腿

◎ 疮面有胬肉的，用红油膏加九一丹外敷，再用宽绷带缠缚患处和整个小腿，隔日换药 1 次；如疮面肉芽始长，改用白玉膏加生肌散，亦如前法缠缚；疮面周围伴有湿疮的，可加用青黛散。

■ 胶布包扎法治老烂腿

◎ 将胶布剪成宽约 2 厘米，长为小腿周径一圈半的若干条。先将患处用 0.9%
等渗盐水清洗干净，将胶布条一条一条呈"叠瓦状"把疮面封住，封至疮面上
下缘 2 厘米，包扎须稍用力，使胶布的中段正贴疮面。分泌物少，每周换药 1 次；
分泌物多而有腥臭气味者，3 ～ 4 日换药 1 次。注意：伴湿疹或对胶布过敏者，
不宜用此法。

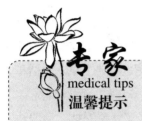

专家
medical tips
温馨提示

护理上，使患足抬高，减少走动，加强营养以
促进疮口愈合。愈合后应避免外伤，防止复发。

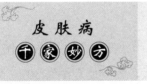

皮肤病
千家妙方

下 肢 丹 毒

丹毒为溶血性链球菌所致的皮肤及皮下组织的一种急性炎症。其特点是局
限性红肿疼痛，色如涂丹，轮廓明显，表面光滑紧张，压之褪色，好发于颜面
及下肢，发于下肢的丹毒俗称"流火"。丹毒的治疗以清热利湿、凉血解毒为主，
中药外治法则具有解毒消肿作用，能明显提高疗效。

■ 草药单方治丹毒

◎ 黄花蒿 60 克，牡荆叶 60 克，威灵仙 15 克。用法：水煎服，每日 1 剂。

此方用于小腿部丹毒（淋巴管炎）。

◎ 雪上草根 21 克，马兰根 9 克，青木香 4.5 克，丝瓜络 9 克，薄荷 2.4 克。用法：水煎服，每日 1 剂。此方用于流火（小腿部红肿灼热、腹股沟淋巴结肿、身发寒热）。

◎ 蛇根草 15 克，珍珠菜 15 克。用法：水煎服，每日 1 剂。此方用于流火。

■ 中药熏洗治丹毒

◎ 取鲜侧柏叶、鲜樟树叶、鲜松针各 60 克，生姜 30 克。切碎煎汤，每晚趁热熏洗患肢，每天 1 次，7 ～ 10 次为 1 个疗程。主治丹毒或丹毒已成大脚风者。中药桑根白皮、鲜苍耳草、鲜马齿苋、鲜蒲公英、鲜野菊花、鲜地丁草、夏枯草、苍术、黄柏、黄芩、大黄、大蒜等，均可根据需要选择 2 ～ 3 种，煎汤外洗。

◎ 取一大把大蒜煮水，放入木桶中，将患肢趁热先熏（外盖棉被）后温洗，每晚熏洗 1 次，每次 20 ～ 30 分钟。

◎ 紫苏 100 克，葱白 100 克，鲜凤仙带茎叶 100 克，煎汤熏洗。

■ 中药湿敷治丹毒

◎ 药用芒硝或马牙硝 250 克，溶于 500 毫升温水中，待凉，以干净毛巾浸药液湿敷患处。毛巾变热或变硬时在芒硝液中浸湿再敷，如此反复操作 30 ～ 45 分钟，每天 4 ～ 6 次，24 小时后更换新鲜药液。本法使用愈早，疗效愈好。一般可在短期内缓解疼痛，1 ～ 2 天红肿消退。

■ 紫草黄连膏治丹毒

◎ 紫草 30 克，黄连 3 克，冰片 0.3 克，茶油 500 克，将前 3 味共研为细末，用茶油调成糊状，外敷患处，每天 2 ～ 3 次，5 ～ 7 天为 1 个疗程。主治下肢丹毒，对颜面丹毒亦有良效。

■ 四黄散治丹毒

◎ 黄连粉 30 克,黄芩粉、黄柏粉、大黄粉各 90 克。将上药加水,蜜煎成糊状,候冷,敷于患处。

■ 中药外敷治丹毒

◎ 煅石膏 30 克,广丹(即黄丹、朱丹、红丹) 1.5 克,冰片 0.3 克,共研为细末,加麻油适量调成糊状,外敷患处,每天 2 ~ 3 次,5 ~ 7 天为 1 个疗程。主治下肢丹毒。

◎ 青黛 60 克,大葱 4 茎,蜂蜜适量。将大葱白洗净切碎,捣碎如泥,再与青黛、蜂蜜和匀备用。用时先以生理盐水冲洗患处,再外敷药膏,并用纱布包扎。主治下肢丹毒。

◎ 取寒水石 16 克,白垩粉 3 克,共研为细末,以米醋调匀敷患处。本方适宜于小儿丹毒之局部皮肤赤热者。

■ 饮食疗法治丹毒

◎ 鲜芦根汁:鲜芦根 2000 克。用法:鲜芦根洗净,榨汁,分次当茶饮,每次 100 毫升,每日 3 ~ 5 次。功效:清热解毒利湿。 主治:丹毒初起,色鲜红,伴畏寒,发热头痛,口干,舌红者。

◎ 马齿苋菊花粥:鲜马齿苋 60 克,菊花 15 克,粳米 100 克。用法:鲜马齿苋洗净切碎,粳米淘洗干净一同入锅加水 1000 毫升,文火煮成粥;取霜降前菊花烘干研成粉。粥将成时调入菊花末,稍煮即成,每日 3 次,连服数天。功效:清热解毒,泻肝利湿。主治:丹毒急性期,病变部位较局限者。

◎ 拌马兰头:马兰头 500 克。用法:马兰头洗净,如沸水中烫数分钟,取出略挤,切碎,加入香干末、糖、盐、味精、麻油拌和食用,其水代茶饮,每日 3 次。功效:清热解毒利湿。 主治:丹毒急慢性期均可食用。

◎ 赤小豆苡仁汤：赤小豆100克，薏苡仁100克。用法：赤小豆、薏苡仁浸泡半天，加水500毫升，文火煮烂，分次服用，每日3次。功效：利水消肿。主治：丹毒下肢肿胀明显，或伴水疱。

◎ 茯苓红花粥：茯苓30克，薏苡仁30克，红花5克。用法：茯苓、红花熬汁去渣，加入薏苡仁、大米若干，用文火煮成粥，每日早、晚服用。功效：健脾利水，活血化瘀。主治：慢性丹毒，皮疹色暗红，舌紫苔薄。

◎ 丝瓜银花饮：老丝瓜500克，银花藤100克。用法：上药洗净，加水1000毫升，熬汁去渣代茶饮，每次200毫升，每日3～5次。功效：活血通络。

专家 medical tips 温馨提示

谨防丹毒复发。丹毒复发有两个基本条件。一是皮肤有破口，细菌可经破口侵入引发感染。因而要预防下肢皮肤外伤、烧伤、冻伤、足皲裂等；还要积极治疗下肢皮肤损害性疾病，如足癣、慢性溃疡、血管炎、糖尿病坏死等。二是局部皮肤抵抗力下降。引起抵抗力下降的常见病有大隐静脉曲张、血栓性静脉炎、丝虫病象皮肿、皮肤慢性营养不良等病。可并发局部皮肤淤血、缺氧、循环不良，致抗病能力下降，成为丹毒复发的内因。祛除病因，改善局部缺氧、缺血，增强抗病能力，防止丹毒复发。

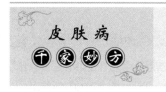

紫　癜

　　紫癜是皮肤和黏膜出血后颜色改变的总称。临床表现为出血点、紫癜和瘀斑，一般不高出皮面，仅于过敏性紫癜时可稍隆起，开始为紫红色，压之不褪色，以后逐渐变浅，至 2 周左右变黄而消退。自发性轻微的皮肤瘀点或瘀斑，以双下肢为主，偶可发生在上肢，但很少发生于躯干部，无诱发因素。瘀斑或瘀点大小不等，分布不均，不高出表面，压之不褪色也不疼痛。出现瘀斑前局部可有微微疼痛，常在第 2 天清晨穿衣时自觉腿部皮肤隐痛，检查时发现瘀斑。不经治疗，瘀斑可自行消退，留下青黄色色素沉着斑块，以后逐渐消失。紫癜常反复发作，在月经期加重。患者一般无内脏和其他部位出血。黏膜出血少见，有时牙龈少量出血，月经量增多，经期延长。拔牙、手术、创伤、分娩时出血量可稍多，但不会造成严重大出血。

■ 加味犀角地黄汤治过敏性紫癜

　　◎ 水牛角（锉碎，先煎）30 克，金银花 15 克，连翘、紫草、牡丹皮各 10 克，丹参 6 克，生地黄、白茅根各 15 克，赤小豆 30 克。功效：清热解毒、凉血化瘀。

■ 归脾汤加减治紫癜属气血亏虚证

　　◎ 党参 15 克，白术、龙眼肉、当归各 10 克，熟地黄 15 克，阿胶、地榆炭各 10 克，大枣 5 枚。气虚加黄芪 15 克，血虚加白芍、黄精各 10 克，或重用熟地黄。功效：滋阴健脾，补气摄血。适用于患者皮下出血量多，且迁延不止，面色苍白、心悸、气短等症者，属气血两亏，脾不摄血。

■ 地榆胶衣蜜饮治血小板减少性紫癜

◎ 地榆 50 克，阿胶 10 克，花生衣、蜂蜜各 30 克。将地榆切片，焙炒成炭，与花生衣一同放入砂锅，加清水适量，浸泡片刻，水煎取汁，纳入蜂蜜、阿胶烊化饮服，每日 1 剂。可清热凉血，适用于血小板减少性紫癜，皮肤出现瘀点或瘀斑，斑色鲜红，伴鼻出血，或牙龈出血、吐血、尿血、便血，或伴有心烦、口渴、小便短黄、大便秘结，或有发热，或见腹痛等。

■ 阿胶葛根藕粉羹治血小板减少性紫癜

◎ 阿胶 15 克，葛根粉 30 克，藕粉 60 克。将阿胶敲碎，放入锅中，加水适量，煮沸烊化，加葛根粉，拌和均匀，继续煨煮至沸，调入用冷水拌匀的藕粉，边加热边搅拌至形成羹状即成，每日 1 剂。可养阴清热，适用于血小板减少性紫癜，紫癜较多，颜色鲜红，散在分布，病程较长，时发时止，常有流鼻血、牙龈出血，或伴有午后潮热、手足心热、心烦不宁、口干口渴、心悸盗汗、头晕耳鸣、神疲乏力等。

■ 连衣花生阿胶大枣饮治血小板减少性紫癜

◎ 连衣花生 30 克，大枣 15 枚，阿胶 10 克。将连衣花生择净，与大枣同入砂锅，加水适量，大火煮沸，改用文火煨煮 1 小时。阿胶洗净，入另锅，加水煮沸，待阿胶完全烊化，调入煨煮连衣花生的砂锅中，拌匀，煨煮至花生熟烂即成，每日 1 剂。可健脾益气、养血摄血，适用于血小板减少性紫癜，紫癜反复发作，久病不愈，瘀斑颜色淡紫，常流鼻血、牙龈出血、面色苍白、口唇色淡、神疲乏力、饮食不香等。

■ 三七炖鸡治血小板减少性紫癜

◎ 三七 15 克，阿胶 10 克，母鸡肉 150 克，调味品适量。将三七切成薄片，母鸡肉切块,与姜片、葱段同入锅中,加水适量。大火煮沸,改小火炖至鸡肉熟烂,加入精盐等调味品,再炖一二沸即成,每日 1 剂。可活血化瘀,适用于血小板减少性紫癜,瘀斑色紫深黯,面色黧黑,妇女月经量多,色紫有血块,头发枯黄无光泽,或伴有胸闷胁痛、下腹部胀痛、妇女痛经等。

■ 大枣花生猪蹄治血小板减少性紫癜

◎ 大枣 40 枚,猪蹄 1000 克,花生仁 100 克,调味品适量。先将大枣、花生仁洗净,浸润;另将猪蹄洗净,煮至四成熟捞出,用酱油拌匀,锅内放油烧至八成熟,将猪蹄炸至金黄捞出,放于砂锅内,注入清水,同时放入大枣和花生米及黄酒、葱、姜、花椒、盐等,武火烧沸后,转文火炖烂即成,每日 1 剂。可养血健脾,适用于贫血、血小板减少性紫癜、白细胞减少症、产后缺乳等。

■ 鳖甲炖鸭治血小板减少性紫癜

◎ 白鸭 1 只,鳖甲 50 克,生地黄 30 克,牡丹皮 12 克,调味品适量。将鸭去毛杂、洗净,纳入诸药于鸭腹中,加清水适量炖至鸭肉烂熟后,去诸药,加入食盐、味精调味,食肉饮汤,每周 2 剂。可滋阴清热、宁络止血,适用于血小板减少性紫癜伴心烦、口渴、手足心热等。

■ 食疗精方治儿童紫癜

◎ 花生衣大枣汤:花生衣 5 ～ 10 克,大枣 10 枚,党参 15 克。水煎服,每日 1 剂。适用于气不摄血之紫癜。

◎ 大枣生地饮:大枣 10 枚,生地黄 30 克,紫草 10 克,甘草 10 克,水煎当茶饮之。

◎ 茜草甲鱼汤:甲鱼 1 只,茜草 10 克,仙鹤草 10 克,调料适量。将甲鱼剖洗净,茜草、仙鹤草煎汤去渣,入水鱼炖熟,加调料服食。每日或隔日 1 剂,连服 8 ～ 10 剂。适用于阴虚火旺之紫癜。

◎ 茅根生地饮：水牛角 30 克，生地黄 15 克，牡丹皮 10 克，白茅根 15 克，白糖适量。水煎服，每日 1 剂。适用于血热妄行之紫癜。

专家 medical tips 温馨提示

因本病为自发性出血，无明显诱因，并且无明显的伴随症状，故给预防带来一定的难度。依据本病的中医发病机制，预防上应采取增强体质，起居有节，勿过劳，防止外邪入侵；发病后应注意休息，饮食上阴虚者应忌食辛辣；反复出血者应起居有节，勿过于劳倦，以免加重病情。

第三章
躯体部常见皮肤病

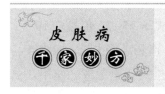 皮肤病 千家妙方

白 癜 风

白癜风是一种自身免疫性疾病，又名"白驳风"，多发于多汗体质的青年。西医对此病无特效药物，可试用皮质激素口服；或用自体表皮移植术，因手术成功率受多方面因素影响，故需慎重选择；局部可外用硫汞白斑涂剂，或复方氮芥酊及皮质激素霜剂等。中医治疗的方法包括内服、外治、药条灸等综合治疗，往往能取得较为满意的疗效。

■ 补骨脂酒治白癜风

◎ 补骨脂60克，白酒500毫升。将补骨脂泡入白酒中，浸泡5～7天。每天早、晚空腹饮补骨脂酒15毫升。另用补骨脂30克，加入100毫升75%酒精中，浸泡5～7天，用双层纱布过滤，得暗褐色滤液。取滤液煮沸浓缩至30毫升。用浓缩补骨脂酒精搽涂白癜风处，晒太阳10～20分钟，每天1次，连用半个月以上。

■ 无花果叶治白癜风

◎ 鲜无花果数个，无花果叶100克。做法：取成熟的鲜无花果，每天空腹吃3个；另取鲜无花果叶水煎，浓缩成30毫升。用棉球蘸搽涂白癜风处，同时晒太阳10～20分钟。

　　按：苏联科学家从无花果叶子中分离出一种光敏性物质，能使皮肤在紫外线的作用下产生色素，从而起到治疗白癜风的作用。无花果为桑科植物无花果的果实。其果汁含微量元素铜和抗癌成分。本方曾治疗 2 例白癜风女性患者，均在 1 周内收到显著效果。

■ 白斑补肾汤治白癜风

◎ 黑芝麻 15 克，沙苑子 15 克，白蒺藜 15 克，女贞子 15 克，覆盆子 10 克，枸杞子 10 克，熟地黄 10 克，川芎 10 克，白芍 10 克。诸药水煎去渣，取滤液，当饮料饮用，每日 1 剂，连饮 3 个月，本方有补肾促进黑色素生成的作用。根据中医"黑色属肾"的理论，用补肾法治疗白癜风临床证实有效。

■ 白灵片（酊）治白癜风

◎ 白灵片（酊）：白灵片每次 4 片，每日 3 次，温开水送服；同时外搽白灵酊，每日 3 次。共用 3 个月为 1 个疗程。

■ 补骨脂治白癜风

◎ 口服或外用 8- 甲氧补骨脂素 1 ～ 2 小时，进行局部长波紫外线照射，从小剂量开始，逐渐增加。如治疗 2 个月无效应停药，如有色素斑点沉着应继续治疗半年至 1 年。中药补骨脂是一种光感性物质，片剂用于口服，注射剂供肌内注射，也可煎服（每日 20 ～ 30 克，水煎分 2 次空腹服）；还可以补骨脂 100 克加酒 500 毫升，浸泡 1 周后外搽患处。

■ 复方补骨脂酊治白癜风

◎ 补骨脂 1000 克，菟丝子 300 克，共研粉后浸入 400 毫升 75％酒精内，浸泡 7 天滤取汁，外用。

■ 复方密陀僧散治白癜风

◎ 用雄黄、硫黄、密陀僧、黄丹、生天南星各等量，共研为细末，干扑，或用生姜蘸药粉外搽，每天数次。

■ 复方乌梅酊治白癜风

◎ 乌梅 60%，补骨脂 30%，毛姜 10%，浸泡于 80%～85% 酒精中，药物与酒精的比例为 1：3。1 周后取滤液外搽，每日 3～4 次。

■ 三季红酊治白癜风

◎ 三季红（即夹竹桃）200 克，浸入 800 毫升 75% 酒精中，浸 7 日后过滤，取液外用。

■ 针灸疗法治白癜风

◎ 药条灸疗法取蕲艾、五倍子、全蝎、当归、川芎等药，研粗末，卷制成中药药条，点燃后对准患部灸治，每次 10～15 分钟，以局部微感灼痛为度。

◎ 七星针疗法：在皮疹区常规消毒后，采取从外向内，以同心圆方式，轻巧叩刺，以不出血或少出血为度，隔日 1 次。

◎ 刺络拔罐法：用三棱针在皮疹中心点刺，呈梅花状，然后以火罐拔去污血，每周 1～2 次。

据报道，经常食用马齿苋，再配合日光浴，一般 3 个月亦可获效。

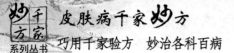

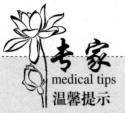

坚持治疗，愈后巩固一段时期有助于防止复发。进行期慎用刺激性药物，勿损伤皮肤，避免机械性摩擦，衣服宜宽大合身。注意劳逸结合、心情舒畅，积极配合治疗。平时尽可能少吃维生素 C，因为维生素 C 能使已形成的 DOPA 醌还原成 DOPA，从而中断了黑素的生物合成。另一方面，维生素 C 既会减少肠道吸收铜离子，又能降低血中血清铜氧化酶活性，从而影响酪氨酸酶活性，平时宜多进食豆类及其制品。注意室外锻炼身体，适度接受日光浴。

皮肤病 千家妙方　　荨　麻　疹

　　荨麻疹俗称风团、风疹团、风疙瘩、风疹块。它可由多种原因引起，主要有：昆虫叮咬，冷、热、风等的物理刺激，花粉等植物性过敏，食鱼、虾、蟹等辛荤"发物"，注射血清制品、青霉素等药物，病灶感染或肠寄生虫感染产生的毒素物质刺激等。胃肠功能紊乱，内分泌功能失调，代谢障碍，神经精神刺激等也可引起荨麻疹。

　　荨麻疹起病突然，全身泛发大小不一的风团，呈圆形、椭圆形或不规则形，颜色淡红或苍白，周围有红晕，不留痕迹。但新的风团可陆续发生，此起彼伏，

1 天内可发作多次。荨麻疹属过敏性皮肤病，一般经 1～2 周可望治愈。若不能有效地排除发病原因，恰当地医治，往往会形成慢性荨麻疹，可反复发作。其治疗原则为祛风、散寒、除湿、止痒。根据"治风先治血，血行风自灭"的原理，常在处方中配伍养血滋阴的中药。荨麻疹外治可使用 1% 薄荷油或樟脑、炉甘石洗剂涂搽。

■ 十全大补汤加味治荨麻疹

◎ 黄芪、地肤子各 30 克，肉桂、制附子各 6 克，党参、白术、茯苓、赤芍、白芍、当归各 12 克，熟地黄 15 克，川芎、乌梢蛇、炙甘草各 9 克。用法：每天 1 剂，水煎分早、晚 2 次服用。功效：清热，散风，止痒。说明：服用 5 剂症状减轻者，为药证相符，可继续服用，反之，则为本方所不及。

■ 多皮饮治荨麻疹

◎ 地骨皮 9 克，五加皮 9 克，桑白皮 15 克，干姜皮 6 克，大腹皮 9 克，白鲜皮 15 克，牡丹皮 9 克，赤茯苓皮 15 克，冬瓜皮 15 克，白扁豆皮 15 克，川槿皮 9 克。用法：水煎服，1 日分 2 次服，忌辛辣、油腻、滋腻之品。

■ 养血祛风汤治荨麻疹

◎ 当归 20 克，黄芪 30 克，艾叶 10 克，大枣 10 枚，香附 15 克，荆芥 20 克，麻黄 10 克，细辛 5 克，黄芩 20 克，陈皮 20 克，沙棘果 25 克，党参 25 克。用法：此为成人剂量，儿童酌减。每日服 3 次，每次服药量 200 毫升左右。功效：养血，祛风，止痒。适用于荨麻疹，丘疹性荨麻疹，皮肤瘙痒症。

■ 麻黄连翘赤小豆汤治荨麻疹

◎ 麻黄 10 克，连翘 12 克，荆芥 10 克，僵蚕 10 克，桑白皮 12 克，赤小豆 18 克，生甘草 6 克。制用法：各味药物均给予常规剂量，小儿一般用

1/3 ～ 1/2 成人量，麻黄生用，煎时后下，全药先用水浸泡 30 分钟，再煎煮 30 分钟，每剂煎 2 次，将 2 次煎出的药液混合。每日 1 剂，早、晚各服 1 次。适用于丘疹性荨麻疹。

加减：若风盛痒剧，风团多，要酌加祛风药如防风、钩藤、蝉脱；若湿盛疱多且大，可酌加薏苡仁、车前子以加强利湿之效；若热盛皮疹红赤，可酌加栀子、黄芩，以长清热之能；若平素血虚，面白舌淡，脉濡细，可酌加当归、生地黄、白芍、丹参，以益其不足；若搔破皮肤，继发感染而生脓疱、糜烂，则本方宜去麻黄、僵蚕，加蒲公英、薏苡仁、败酱草等，重在清热解毒。

■ 透疹止痒汤治荨麻疹

◎ 路路通 10 ～ 20 克，乌梅 6 ～ 10 克，地龙 6 ～ 10 克，北防风 6 ～ 10 克，蝉蜕 3 ～ 6 克，牡丹皮 6 ～ 10 克，甘草 3 ～ 10 克。功效：疏风清热，凉血活血，解毒通络，透疹止痒。主治：过敏性皮肤病风热型，症见皮损为丘疹、红斑或风团，伴有轻度发热、口渴、瘙痒等症，舌苔薄黄，脉象浮数。加减：血虚者加当归；气虚者加党参、黄芪；有表证者加荆芥。

■ 紫背浮萍治荨麻疹

◎ 紫背浮萍、地肤子、荆芥穗各 30 克。将上药用纱布袋装好，以清水 2500 毫升煎汁。用法：用毛巾蘸药汁温洗患处，通常于洗后瘙痒即止，风疹块亦逐渐消失。

■ 地肤子煎治荨麻疹

◎ 地肤子 60 克，晚蚕沙 90 克，花椒叶 90 克，蒴藋叶（别名接骨草）90 克。将上药用 1 个纱布袋装好，以清水 5000 毫升煎汁，待温时用毛巾蘸药液洗患处，每天早、晚各 1 次。一般温洗 2 ～ 3 次可愈。

■ 神阙穴拔罐治荨麻疹

◎ 患者仰卧，将酒精棉球着火迅速投入罐内，随即取出，乘势将罐扣在脐部，待3～5分钟将火罐取下。每日1次，3日为1个疗程。一般4～9天可愈，痊愈率为96.19%。

◎ 准备玻璃罐头瓶1个以及"大脐眼"的塑料瓶盖1个，酒精棉球若干。治疗时用1枚大头针扎入塑料盖上"大脐眼"，将酒精棉球插到大头针尖上点燃，立即用罐头瓶将塑料盖罩上，待吸力不紧时取下，拔3次。每日1次，3天为1个疗程。轻者治疗1～2次，重者4个疗程，效果好。

■ 放血疗法治荨麻疹

◎ 放血疗法一般采用在双耳轮、双中指尖、双足趾尖，经消毒后用三棱针刺之放血，3天1次，5次为1个疗程。

按：在临床上，根据传统医学"气行则血行，血行风自灭"的理论，采用放血疗法治疗荨麻疹，疗效明显。采用放血疗法治疗时，出血量主要应根据荨麻疹病情而定，对新病较重，风寒、血热、风热等实热证的患者，出血量要多一些；反之，脾虚、血虚的患者则少一些。针刺放血出针后，使其自然出血、止血；也可以自肘静脉或静脉用注射器抽血。针刺和抽血的出血量不可过多，所取几个穴位的总出血量不要超过200毫升，以免发生危险。

针刺放血治疗后一般患者立即感到风团减退，灼热刺痒感消失，无其他不适；有的患者伴有全身无力、头晕等现象，可适当给予高营养食品，休息睡眠好，三四天后即可恢复。放血治疗的时间对新病实热证的患者可以连续放血2次，脾虚、血虚等慢性虚证患者间隔1～2周放血1次。经针刺放血治疗1～3次后，均有明显效果。

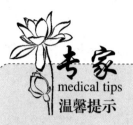

专家
medical tips
温馨提示
患者治疗期间饮食宜清淡，避免刺激及易致敏食物，保持大便通畅，必要时应用缓泻药物及肥皂水灌肠。室内禁止放花卉及喷洒杀虫剂，防止花粉及化学物质再次致敏。另外到正规医院做一下过敏原检测，明确自己会对哪些东西过敏，再做针对性的避免。嘱病人戒烟酒。

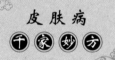

皮肤病

千家妙方

神经性皮炎

神经性皮炎与中医的"牛皮癣""摄领疮"等相类似。好发于颈部、四肢、腰骶，以对称性皮肤粗糙肥厚，剧烈瘙痒为主要表现的皮肤性疾病。其病因目前不十分清楚，但常与失眠、多梦、焦虑、烦躁等神经、精神因素相关。另外，搔抓、局部摩擦、日光照射、饮酒、吃辛辣食物以及其他机械性、物理性刺激也是诱发因素。

■ 养血祛风治神经性皮炎

◎ 何首乌 18 克，当归、荆芥各 5 克，芝麻、苦参、生地黄各 15 克，白芍 12 克。用法：水煎服，每日 1 剂，连用 10 剂。适应证：神经性皮炎。

◎ 荆芥、防风、生地黄、当归、蝉蜕、苍术、茯神、石膏、苦参、知母、牛蒡子各 10 克，木通、甘草各 5 克。用法：水煎服，每日 1 剂，分 3 次服。心烦失眠、夜间痒甚者，加煅龙骨或牡蛎 30 克；奇痒难忍者，加僵蚕或乌梢蛇 10 克。适应证：神经性皮炎。

◎ 苦参 50 ～ 70 克，生地黄 30 克，蝉蜕、荆芥、桂枝、牡丹皮、当归、川芎、甘草各 10 克，细辛 5 克，羌活、赤芍各 15 克，全蝎 25 克，蜈蚣 6 条。用法：水煎服，每日 1 剂。适应证：神经性皮炎。

◎ 苦参、何首乌、当归、白芍各 15 克，生地黄 20 克，玉竹、小芝麻、秦艽各 9 克，炙甘草 3 克。用法：水煎服，每日 1 剂。适应证：神经性皮炎血虚风燥证。

■ 复方黄连搽剂治神经性皮炎

◎ 川黄连 50 克，花椒 25 克，加入 70% 酒精适量浸泡 3 天后，取药汁外搽患处，每天 3 ～ 4 次。

■ 巧用斑蝥治神经性皮炎

◎ 生半夏、斑蝥、白狼毒各等份。制用法：共为细末，用适量的米醋调成糊状。涂抹患处，每天可轻涂 1 次，涂抹后发疱即止，以防过度损伤。

◎ 斑蝥 6 克，硫黄、雄黄、樟脑各 10 克，乌梅肉 5 克，地塞米松片 1.5 毫克，氯苯那敏片 40 毫克，二甲基亚砜 10 毫升，凡士林适量。制用法：先将斑蝥、乌梅肉、雄黄、硫黄、地塞米松、氯苯那敏分别研末过 100 目筛，共置乳体中充分研磨混合备用。

■ 雄巴膏治神经性皮炎

◎ 雄黄 3 克，巴豆（去外壳）30 克，一起捣碎混匀，用 4 层纱布包扎后撒扑患处，每次 1 ～ 2 分钟，每天 3 ～ 4 次。用至痒感消失。若患处出现红肿、水疱，停药 3 ～ 4 天，可自行消退。如 1 次未愈，还可反复使用。

■ 熏药疗法治神经性皮炎

◎ 药用苍术、黄柏、苦参、防风各9克，大风子、白鲜皮各30克，松香、鹤虱草各12克，五倍子15克，共研为细末，用纸卷药末成纸卷，点燃烟熏皮损处，每天1～2次，每次15～20分钟。有除风祛湿、杀虫止痒之功。

■ 药酊疗法治神经性皮炎

◎ 徐长卿、苦参各50克，75％酒精适量，密封浸泡5～7天。使用时局部常规消毒后用棉签蘸药液外搽患处，每日早、晚各1次，连续7～10天。

◎ 取活蟾蜍1只，95％酒精300毫升，密封浸泡2周后，去除蟾蜍，取药液备用。用法：局部常规清洗后，用棉签蘸药液外搽患处，每日1～3次，以愈为度。

■ 药醋疗法治神经性皮炎

◎ 黄柏50克，食用醋精200毫升，密封浸泡5～7天。使用时局部常规消毒后用棉签蘸醋液外搽患处，每日早、晚各1次，连续7～10天。

◎ 苦参200克，陈醋500毫升，密封浸泡5～7天。使用时局部常规消毒后用棉签蘸药液外搽患处，每日早、晚各1次，连续7～10天。

■ 中成药外用治神经性皮炎

◎ 先将皮损处用生理盐水棉球清洗后涂敷硫黄软膏，然后将消毒纱布外敷包扎，每日换药1次，2周为1个疗程，一般轻者1个疗程即可治愈，重者2～3个疗程可见明显疗效，或局部常规清洗后拭干，而后将伤湿止痛膏均匀贴于患处，抹平，3～4天换药1次。轻者12～20天可愈。皮损厚者16～30天可愈。为缩短病程，可先在患处抹上水杨酸酒精或激素类软膏，然后再贴敷。

■ 针灸疗法治神经性皮炎

◎ 艾灸神阙法：将艾条点燃后，于患者的神阙、曲池及局部穴位各灸 1 壮，每天 1 次，连续灸 5～10 日为 1 个疗程。若灸后再于其上喷生姜水，疗效更佳。

◎ 梅花针疗法：苔藓化明显者，用梅花针在患处来回移动弹刺，以少量出血为度。

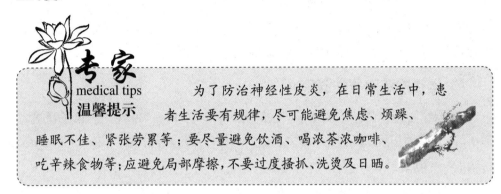

专家 medical tips
温馨提示

为了防治神经性皮炎，在日常生活中，患者生活要有规律，尽可能避免焦虑、烦躁、睡眠不佳、紧张劳累等；要尽量避免饮酒、喝浓茶浓咖啡、吃辛辣食物等；应避免局部摩擦，不要过度搔抓、洗烫及日晒。

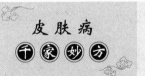

皮肤病 千家妙方

湿　疹

　　湿疹是一种具有多形性皮疹及渗出倾向，伴有剧烈瘙痒，易反复发作的皮肤炎症。可分为急性、亚急性和慢性三类。皮疹可发于体表任何部位，常见于头、面、四肢远端暴露部位及阴部、肛门等处，多对称发布。患者自觉灼热、剧痒，常反复发作。

　　本病应以清热利湿、祛风止痒为治疗法则。一般来说，初期仅有潮红、丘疹、无渗液时，局部除避免刺激外，可用滑石粉 30 克，寒水石 10 克，冰片 2 克，混匀，

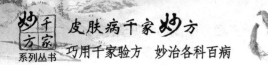
每日多次频频撒扑；也可选用 10% 黄柏溶液、炉甘石洗剂外搽。糜烂、水疱、渗出较多时，治宜收敛、消炎，促进表皮恢复，可选用马齿苋、黄柏、生地榆、蒲公英、苦参、地肤子、龙胆草、野菊花等煎水，冷却后湿敷。糜烂、水疱、结痂时，宜消炎止痒，可选用黄连油或用麻油调青黛散涂抹。

■ 炉甘石散治渗出性湿疹

◎ 取炉甘石 30 克，冰片 1 克，共研成细末，贮瓶备用，有渗出液者可用上药撒之，无渗出者用麻油调匀涂搽患处，每天 2 次。

■ 湿热敷法治急性湿疹

◎ 取穿心莲、黄柏、地肤子、白鲜皮、苦参各 15～30 克，大风子适量。煎水，以多层纱布浸于药液中，挤去多余的水分作局部药液热敷。每天 1～2 次，每次 15～30 分钟。

■ 生蒲黄治急性湿疹

◎ 取生蒲黄适量，研成细末，过筛，将蒲黄粉直接撒于患处，渗液湿透药粉时，再继续撒药；再用药时，不要将原已干燥的药粉去掉。适用于急性湿疹渗液多者。

■ 湿疹膏治急性湿疹

◎ 取生大黄、苦参、氧化锌、炉甘石各 10 克，泼尼松 25 毫克，磺胺嘧啶 5 克。诸药混合研极细末，装瓶备用。如皮损渗出液较多或伴发感染者，以干粉撒于皮损部，待渗液和脓水干燥后，改用以麻油或其他食用油调药粉成糊状或与凡士林调和外搽，每天 3 次。

■ 诃子液治急性湿疹

◎ 取诃子（又名诃黎勒）100 克，打烂，用水 6 碗，文火煎至 4 碗。取药液浸渍患处，不能浸渍到的地方，可用棉花纱布垫湿敷。湿敷方法为：先用纱布在药液中浸透，取出稍加拧挤，待其干湿合宜，然后敷于患处皮损面，略加压，使之与皮损面紧贴，干后再加药液。药液温度要适宜，勿过冷过热。每天浸渍 3 次，每次约 30 分钟。每日 1 剂，第二三次使用时，需将药液再次煮沸后才可使用。

■ 二黄散治亚急性湿疹

◎ 取黄柏、黄丹各 30 克，共研成细末，贮瓶备用，有渗出液者可用药粉撒之，无渗出液者用麻油调匀涂搽患处，每天 2 次。

按：亚急性湿疹，治疗应以消炎、止痒、干燥、收敛为原则，可选用三黄洗剂、氧化锌油、黑豆馏油等外治。

■ 热熨法治急、慢性湿疹

◎ 取鱼腥草 30 克，白鲜皮 30 克，苦参 30 克，紫苏叶 30 克，黄柏 30 克，紫草 30 克，大风子（打）30 克，苍耳子（打）30 克，浸于 75% 酒精中数天，酒精以漫没药物为度。滤出酒精，瓶装备用。用时将上述药液浸湿棉垫，敷于患处。用电吹风产生的热风吹棉垫。每天 2 次，每次 20 分钟。如棉垫被吹干，可再加药液。

■ 中药软膏治慢性湿疹

◎ 可用青黛膏、5% 硫黄软膏、10% 黑豆馏油软膏及皮质类固醇激素软膏等。

按：亚急性湿疹如经久不愈则发展为慢性湿疹。慢性湿疹多由急性、亚急性湿疹反复发作所致，表现为皮肤粗糙、抓痕、结痂、浸润肥厚、部分苔藓样变、色素沉着，皮损多较局限，外周可有丘疹、丘疱疹散在，皮疹多发于手、足、小腿、肘窝、外阴、肛门等，多为对称分布。治宜止痒，抑制表皮细胞增生为主。

■ 熏洗疗法治慢性湿疹

◎ 常选用苍耳子、归尾、地肤子、艾叶、红花、苦参等各20克左右,热熏温洗,每日1～2次。如治疗顽固性肛门湿疹,可用五倍子洗剂:五倍子、蛇床子各30克,紫草、土槿皮、白鲜皮、石榴皮各15克,黄柏、赤石脂各10克,甘草6克。将药物装纱布袋中扎紧,放入锅中,加水5升,煎取药汁3升,趁热熏洗,每日早、晚各1次,每次20～30分钟。

■ 烟熏法治慢性湿疹

◎ 取苍术、黄柏、苦参、防风各9克,大风子、白鲜皮各30克,松香、鹤虱草各12克,五倍子15克。用法:共研粗末,用较厚草纸卷药末成灸条状。点燃用烟熏皮损处,每天1～2次,每次15～30分钟。温度以病人能耐受为宜。

■ 涂药法治慢性湿疹

◎ 取轻粉5克,密陀僧15克,冰片5克,雄黄5克,硫黄10克,蛇床子10克,黄柏10克,地肤子10克,苍术5克,共研成细末,贮瓶备用。用时取药粉适量,加食醋调成糊状,涂搽患处,每日3次。适用于顽固性湿疹。

◎ 取白矾、皂矾、轻粉、松香、赤石脂各30克,共研成细末,用麻油调成糊状,将药厚厚地涂于患处,待1小时许,药稍干后用纱布包裹,待其干燥结痂自行脱落而愈。适用于顽固性慢性湿疹。

◎ 取白矾、煅石膏各20克,雄黄7克,共研为细末,加凡士林200克,调匀外敷。

◎ 取青黛6克,黄柏3克,煅石膏12克,滑石12克,同研为细末,用麻油调匀,敷患处。

■ 当归饮子加减治慢性湿疹

◎ 当归、防风各 12 克，川芎、荆芥各 9 克，白芍、何首乌、丹参、白蒺藜各 15 克，生地黄 25 克，生甘草 6 克。水煎服，可复渣再煎服，每日 1 剂。加减：瘙痒难眠者，加珍珠母、生牡蛎（先煎）各 30 克，首乌藤、酸枣仁各 15 克。某一阶段见糜烂、渗液者，加萆薢 15 克，土茯苓 30 克，泽泻 12 克。（陈实功《外科正宗》）

■ 千斤首乌汤治慢性湿疹

◎ 千斤拔 30 克，何首乌 15 克，乌豆衣 12 克，当归、蝉蜕、苦参、白鲜皮各 9 克。水煎服，可复渣再煎服，每日 1 剂。（吴光荣《外科学》）

专家 medical tips 温馨提示　　湿疹特别是慢性者，大都通过经年累月的治疗未获痊愈，患者常常失去信心。其实，湿疹不是"不治之症"，由于此病发病原因极为复杂，给治疗带来困难。患者应该与医生合作，建立治愈信心，尽可能避免各种可疑致病因素，如热水洗烫、过多使用肥皂、用力搔抓及外用药不当等。生活上注意避免精神紧张、过度劳累，食物中勿食辣椒、鱼、虾、蟹或浓茶、咖啡、酒类，衣被不宜用丝、毛及化纤等制品，平时保持大便通畅，睡眠充足，冬季注意皮肤清洁及润泽。这些都可减少湿疹的复发。

皮肤病 千家妙方　带　状　疱　疹

带状疱疹是由水痘带状疱疹病毒引起的急性炎症性皮肤病，中医称为"缠腰火龙""缠腰火丹"。民间俗称"蛇丹""蜘蛛疮"。病毒主要侵犯脊髓神经根，引起神经细胞的炎性改变。其特点是：常突然发作，集簇性水疱排列成带状，沿一侧周围神经分布区出现，伴有刺痛或痛如火燎。

此病李时珍谓之"火带疮"，用"泥疗"法："水洗取泥沙，研香油调敷。"他还用剪春罗花或叶捣烂蜜调治火带疮。

■ 常用外治验方治疗带状疱疹

◎ 侧柏叶 60 克，大黄 60 克，黄柏 30 克，薄荷 30 克，共研为细末，以水、蜜调制外敷。

◎ 侧柏叶 60 克，蚯蚓粪 60 克，黄柏 30 克，大黄 30 克，赤小豆 60 克，轻粉 6 克，共研为细末，菜油调涂患处。

◎ 冰片 5 克，炉甘石 10 克，黄连 10 克，青黛 10 克，大黄 10 克，药用淀粉 55 克，共制为散剂。干品外敷，水调、油调均匀。

◎ 雄黄粉 50 克，配入 75% 酒精 100 毫升，混匀备用。每天 3 次搽敷患处，如疼痛剧烈，疱疹很多者，则在药液中加入 2% 普鲁卡因 20 毫升。多数患者 1 周内可愈。

◎ 青黛 5 份，黄柏 5 份，蜈蚣 2 份，冰片 1 份，共研为细末，加麻油调成稀糊状，外涂患处。

◎ 雄黄、白矾、密陀僧各 15 克，制乳香、制没药各 10 克，青黛 30 克。共研为细末，过 100 目筛，加生石灰水上清液、香油各 40 毫升，调匀。外涂患处，以结药痂，保持湿润为度。

◎ 大黄研成细粉，以适量浓茶或酒将药调成糊状，涂于病变部位，暴露或用油纸覆盖，每天 1 ～ 2 次，待药干燥后将药与痂片轻轻刮掉再涂。7 天为 1 个疗程。

◎ 金银花 30 克，板蓝根、野菊花、蒲公英各 15 克，牡丹皮、赤芍、生甘草各 10 克，水煎分 2 次口服，另用药渣煎水外洗患处。

■ 中成药治带状疱疹

◎ 六神丸功能清热解毒，消肿止痛。治带状疱疹可用六神丸 5 粒，加醋 2 ～ 3 滴，研磨成糊状，外涂患处，每日 2 次。亦可将药末直接撒布在疱疹和皮肤溃烂渗液处，每日 2 ～ 3 次，7 日为 1 个疗程。

◎ 云南白药取药粉适量，用白酒调成糊状，每天换药 1 次，能活血消肿止痛。一般在患处涂敷药物 1 天后症状好转，2 天后烧灼感减轻，皮疹迅速吸收干燥，多在 7 天内脱痂痊愈。

◎ 取季德胜蛇药片剂研成粉末，用冷开水调成糊状，涂敷于疱疹处，3 小时左右换药 1 次。注意保持药物湿润，勿使干燥。

◎ 双黄连粉针剂用双黄连粉针剂 1.2 克，以 0.9% 生理盐水 250 毫升稀释后，用消毒纱布浸药液湿敷患处，每日换药 2 次。

◎ 取小金丹适量，研成细末，加冷开水调成糊状，涂敷患处，每日 2 次，连用至愈。

◎ 将紫金锭适量研成细末，用米醋调成糊状，外涂患处，每日 3 次，7 日为 1 个疗程。孕妇发于腰腹部的带状疱疹忌用。

◎ 用冰硼散适量加凡士林调制成药膏，涂敷患处，每日 1 次，一般可在 3 ～ 5 日获效。

◎ 黄芪与丹参针剂带状疱疹后期，皮疹已基本愈合的患者，可用黄芪注射液 10 ～ 20 毫升，每日数次外涂患处，对于消除或减轻神经痛有效。用复方丹参针剂 20～40 毫升，每日数次外涂患处，对带状疱疹后遗神经痛有良效。

◎ 将板蓝根或大青叶洗净捣烂，加如意金黄散后用白酒调敷患处，每日 1 次。用药 3 天可见效。

◎ 根据疼痛情况，取新癀片每次服用 4～8 片，每日 3 次，同时取本品适量研为细末，用食醋调为稀糊状，外敷患处，每日换药 1 次，连续 3～10 天。

◎ 牛黄解毒丸（片）4 丸（片）加入 95％酒精 100 毫升浸泡，并搅动使其充分溶解，将患处清洁后涂药，每日数次。

■ 焰灼法治带状疱疹

此法来自于民间，使用灯心草灼溃疱疹，可使邪毒迅速从破溃处外泄。操作方法：取灯心草 1 撮，食用菜子油 1 小杯，铜钱 1 块，火柴 1 盒。选择近期发出的疱疹，以铜钱覆其上，于铜钱正中的方孔内显露疱疹。取 1 根灯心草蘸上菜子油，点燃后迅速闪灼水疱疹，听到水疱破裂声为度。此法治疗的疗程为 3 天，治疗后不留后遗症。但需要说明：①要把握好持火速度。点燃灯心草后点灼疱疹，1 次未溃，可再次点灼，至溃为度。②选择刚刚发起之疱灼之，所谓"拦头灼"。效果较好。③每天选择 3～5 个较大的晶莹疱疹灼之。病变范围小可选 2～3 个，范围大则选 3～5 个。凡经灼治，其周围皮肤则不再发生疱疹。一般 1～2 次即愈。④灼溃后，局部无须任何处理。

■ 刮痧疗法治后遗神经痛

◎ 取刮痧油少许，涂于病灶部位，用刮痧板在病灶部位反复刮拭，至出现微红的"花朵"点，重则形成斑块，甚至有紫黑色的块疱，皮肤常规消毒后，用三棱针快速点刺皮肤的块疱青紫处，即点刺拔火罐。罐内拔出淡黄色或淡红色液体时启罐，一般 2～3 次可愈。

■ 青蜈散治疹前与疹期疼痛

◎ 青黛、黄柏各 5 份，蜈蚣 2 份，冰片 1 份，共研为细末，加麻油调成稀糊状，外涂患处。

■ 雄陀散治疹前与疹期疼痛

◎ 雄黄、白矾、密陀僧各 15 克，制乳香、没药各 10 克，青黛 30 克。共研为细末，过 100 目筛；加生石灰水上清液、香油各 40 毫升，调和。外涂患处，以结痂、保持湿润为度。

■ 二味拔毒散治疹前与疹期疼痛

◎ 雄黄、白矾各 2 份，青黛粉 3 份。共研，加浓茶水，调敷患处。

■ 消炎止痛酊治疹前与疹期疼痛

◎ 千里光（切碎）60 克，白芷（切碎）、薄荷（切碎）各 30 克，冰片 6 克，入 1000 毫升 75% 酒精中，浸泡 3 天后涂搽外患部，每日 3 ～ 5 次。

■ 民间验方治疹前与疹期疼痛

◎ 鲜马齿苋适量捣碎，加入少许冰片混匀外敷。

◎ 鲜马鞭草 300 ～ 500 克加入丝瓜叶 10 ～ 20 克，薄荷冰少许，共搅成糊状外敷。

◎ 鲜茵陈适量捣碎外敷。以上方法，药价低廉，疗效确切。

■ 常用验方治疹后期疼痛

◎ 川乌、生天南星、王不留行各 10 克，冰片 5 克。前 3 味药研极细末，加入冰片和匀备用。以适量药粉用香油调成糊状，敷贴于患处，用油纱布覆盖，再贴敷料包扎，每天换药 1 次。

◎ 鳝鱼 1～2 条。将鳝鱼剁去头后立即取血涂于疼痛区皮肤，待鳝血干后30 分钟将血洗去，每天 1 次。此外，将速效救心丸 20 粒，研细后加适量陈醋调匀，以消毒棉签蘸药液涂搽患处，每日 3 次，一般用药后当天即可见效；用泼尼松配利多卡因穴位封闭，亦有显著的镇痛效果。

■ 桑皮饮合柴胡清肝汤治疹前疼痛

◎《外科大成·诸痛门》有两个治疗不明原因皮肤痛的医方，一个是"桑皮饮"，用于治疗"不可以手按之"的疼痛；另一个是"槐花散"，用于治疗"苍蝇飞上即痛"的皮肤疼痛。其所述之皮肤痛状与带状疱疹的疹前疼痛相似。疹前疼痛的治疗应该清疏肝经风热火毒、和络止痛。方用桑皮饮合柴胡清肝汤加减，药如：桑白皮 15～30 克，地骨皮 12～15 克，木通 6～9 克，葛根 9～12克，柴胡 6～9 克，黄芩 12～15 克，天冬 12～15 克，麦冬 12～15 克，玄参 12～15 克，甘草 3～6 克，加入生姜 3 片，葱头 1 枚。水煎服，每日 1 剂。槐花散：将槐花（或槐角、槐米）一味，微炒，研为细末。每次以温黄酒送服 9克，每日 3 次。有凉血活血、清热定痛之功，也可用于治疗疹前疼痛。

■ 清开灵注射液治疹期疼痛

◎ 治疗方面应该清肝火、利湿热、化瘀止痛。方用龙胆泻肝汤加减。对于发于眼部的损害性疼痛，应抓紧时间，积极治疗。除应用中草药外，还可用中药制剂清开灵注射液 20 毫升，溶于 250 毫升 10% 葡萄糖溶液或 100 毫升 0.9%生理盐水中静脉滴注，每日 1 次，2～3 周为 1 个疗程。

■ 益气化瘀治疹后期疼痛

◎ 黄芪 15 克，丹参 15 克，党参 12 克，白术 10 克，白芍 10 克，川楝子 10 克，延胡索 10 克，制乳香 10 克，没药 10 克，当归 12 克，丝瓜络 10 克，炙甘草 6 克。水煎服，每日 1 剂。

■ 通络镇痛治疹后期疼痛

◎ 生蒲黄 8 克，五灵脂 12 克，延胡索 12 克，川楝子 12 克，地龙 12 克，丝瓜络 15 克，白芍 45 克，甘草 6 克。入夜疼痛加剧者加桃仁、红花各 12 克；刺痛难忍者加乳香、没药各 12 克；兼胀痛者加郁金、姜黄各 12 克；明显瘀血者加丹参 30 克，川芎 12 克；疼痛影响睡眠者加琥珀末（分冲）3 克，酸枣仁 15 克。每日 1 剂，水煎服。

■ 行气化瘀治疹后期疼痛

◎ 柴胡 12 克，赤芍 12 克，当归 15 克，丹参 15 克，延胡索 15 克，红花 10 克，白术 10 克，制乳香 6 克，没药 6 克，川楝子 10 克，枳壳 8 克，炙甘草 5 克。头痛加川芎 10 克；气虚加黄芪 30 克；失眠加柏子仁、远志各 10 克。每日 1 剂，水煎服。

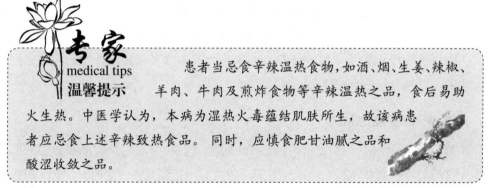

专家
medical tips
温馨提示　　患者当忌食辛辣温热食物，如酒、烟、生姜、辣椒、羊肉、牛肉及煎炸食物等辛辣温热之品，食后易助火生热。中医学认为，本病为湿热火毒蕴结肌肤所生，故该病患者应忌食上述辛辣致热食品。同时，应慎食肥甘油腻之品和酸涩收敛之品。

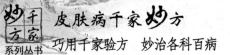
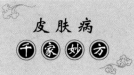

疣（瘊子）

疣，包括人类乳头状病毒 HPV1，2，4 所致的寻常疣和 HPV1，5，8，9 所致的扁平疣，是发生在皮肤浅表的病毒性皮肤赘生物。单就疣体本身而言，并不给人造成痛苦，预后大多良好。但是，它多发于人体的暴露部位，又好发于青少年，有损容貌，常影响人们的生活、交际，对患者的身心健康极为不利。

中医对疣的证治早有记载。古医籍将扁平疣称为"疣目""扁瘊"，把寻常疣称之为"千日疮""刺瘊"。《灵枢·经脉篇》中有"虚则生疣"之说。隋·巢元方《诸病源候论》认为，疣是"风邪搏于肌肉而变生也"。《外科证治全书》指出："疣初起如豆，如花之蕊……系肝虚血燥，治以滋水以生肝血，润风燥以荣筋，归芍地黄加牛膝、川芎主之。"《五十二病方》中记载，可用灸法治疣。

中医治疣已积累了丰富的经验，临床上为求速效多以外治为主。疣量多而体虚者，应内治与外治相结合。

■ 内服中药治疣方

◎ 灵磁石、代赭石、生龙骨、生牡蛎（先煎）各 30 克，板蓝根、浙贝母、白芍、地骨皮各 15 克，黄柏 12 克，桃仁、红花各 9 克，山慈菇 6 克。水煎服，每日 1 剂。

◎ 熟地黄 25 克，何首乌 15 克，白芍、赤芍、杜仲、牛膝、赤小豆各 12 克，桃仁、川红花、牡丹皮、穿山甲、白术各 9 克。水煎服，每日 1 剂。

■ 中药外洗除疣法

◎ 各种疣均可用板蓝根 30 克或苦参饮片 30 克，煎汤洗涤患处，每日洗3 ～ 4 次。

◎ 香附水洗剂：药用香附 30 克，木贼草 10 克，蜂房 10 克，金毛狗脊 15 克，水煎外洗，每日 1 剂。

◎ 疣洗方：药用马齿苋 60 克，蜂房 9 克，紫草 10 克，白芷 9 克，蛇床子 9 克，陈皮 15 克，莪术 15 克，煎汤外洗患处。

■ 中药外涂除疣法

◎ 取木鳖子（去壳）50 克，大蒜 50 克，蔓荆子 15 克，五倍子 15 克，75% 酒精 200 毫升。将木鳖子、大蒜共研为极细糊状后去渣；蔓荆子、五倍子研极细粉末后与前药同浸于酒精溶液中，搅匀，装瓶密封备用。用法：先对疣体做常规消毒，然后用无菌针点刺疣体顶部，以微微出血为度，用棉棒蘸药涂疣体上及周围。每日 2 次，用药 1 周为 1 个疗程。据报道，此法治扁平疣效果较好，一般用药 1 周后疣体色泽变成褐色或灰色，2 周后疣体消失，脱屑痊愈。本方加密陀僧粉 20 克，治寻常疣疗效亦佳。

■ 中药敷贴除疣法

◎ 鸦胆子仁 5 粒，捣烂。先将患处以热水浸洗，用消毒刀刮去疣体表面的角质层，再将鸦胆子泥敷在创面上，以玻璃纸和胶布固定，3 日换药 1 次。

■ 摩擦法可除疣

◎ 将荸荠削去皮，用其白色果肉摩擦疣体，每日 3 ～ 4 次。每次摩擦至疣体角质层软化、脱掉，微有痛感或点状出血为止。一般数日可愈。

◎ 取鸡肫皮 1 只，用温开水泡软，再将泡软的鸡肫皮撕成小块，摩擦患处，擦至皮肤微红有刺痛感时为度。每日早、晚各 1 次。通常连续治疗 3 ～ 4 周可平复。

■ 推疣法治寻常疣

◎ 在疣的根部用棉花棒或刮匙（刮匙头部用棉花包裹）与皮肤成 30°，向前推之，推除后的创面应压迫止血，并用消毒纱布盖贴，胶布固定。如疣体表面角化，则应在局部麻醉下行此法。此法适用于明显高出皮肤，损害较小的疣。

■ 针挑法治寻常疣

◎ 对传染性软疣，可用消毒注射针头挑破皮损处，挤出豆腐渣样小栓，外涂紫药水或络合碘。如疣体较多，可分批治疗，隔3～4天针挑1次。

■ 结扎法治丝状疣

最适宜于丝状疣，即在疣体根部用丝线或头发结扎，数日后即可自行脱落。

专家 medical tips 温馨提示

疣子虽不是什么大病，却会影响美观，并给工作生活带来很多不便，患者多希望寻求简便而迅速的治疗方法。目前最受医生和患者青睐的要属冷冻和激光治疗，因其治疗迅速、彻底、简便易行而且不良反应少。但这也不是绝对的，对于单发或数目较少者可作首选。如果是多发或融合的面积较大的疣体，还是应采取综合疗法为宜，即内服中药配合外洗中药或细胞毒性药物外涂以促使疣体脱落。

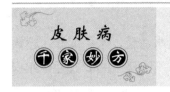

水　痘

　　水痘是由水痘病毒引起的一种以皮肤及黏膜上分批出现丘疹、红斑和疱疹等为特征的急性传染病，由于疱疹内含水液，状如豆粒，故名"水痘"。本病冬季多发，极易造成流行，以 1 — 6 岁小儿多见，临床以发热、皮肤及黏膜出现斑疹、丘疹、疱疹、痂壳为主证，以清热利湿、解表透疹为治；在常规治疗的同时，配合下列外治法，可减轻患者痛苦，缩短病程，促进痊愈。

■ 单方内服治水痘

◎ 金银花 12 克，甘草 3 克，水煎服，每日 1 剂，连服 2 ～ 3 天。

◎ 芦根 60 克，野菊花 10 克，水煎连服 2 ～ 3 天。

◎ 黄芩 5 克，木通 2.5 克，共为细末，或水煎，分 3 ～ 4 次口服。若服散剂，其量减半。本方有清热利湿之功，适用于水痘湿热较盛者。

◎ 三豆汤：黑豆、绿豆、赤小豆（生用）各 60 克，甘草 90 克。将豆淘净，同甘草用雪水或长流水煮至豆熟为度，去甘草将豆晒干，又入汁再浸，再晒干。逐日取豆任意食用。适用于痘疹将发之际，服之令多者少、少者可无或有终身不出者。

◎ 水痘方：柴胡 3 克，茯苓 6 克，桔梗 3 克，生甘草 1.5 克，黄芩 1.5 克，竹叶 10 片，灯心草 1 团，水煎服。适用于水痘轻症。

◎ 紫草 0.3 克，陈皮 0.15 克，为粗末，新汲水煎服。适用于小儿痘疮紫暗，发出不畅。

■ 中药熏洗治水痘

◎ 鲜香菇 50 克，芫荽 100 克。上药洗净，加清水适量，水煎取汁，趁热熏洗全身，每日 1～2 次，每日 1 剂，连续 2～3 天。可托毒透疹，适用于水痘痘出不畅。

◎ 芫荽、生葱各 100 克。上药水煎取汁洗浴全身，每日 2～3 次，每日 1 剂，连续 2～3 天。凡小儿痘出不畅，洗浴后数小时即可透出。

◎ 板蓝根、大青叶、霜桑叶各 30 克。上药水煎取汁洗浴全身，每日 2～3 次，每日 1 剂，连续 2～3 天。适用于水痘感染。

◎ 苦参 30 克，浮萍 15 克，芒硝 30 克，水煎外洗，每日 2 次。

■ 成药外用治水痘

◎ 取紫金锭 10～20 片研碎，加温开水 5～10 毫升，混匀后用毛笔蘸涂在皮疹处，包括破溃及糜烂处，每日 2 次，至干涸结痂后停用。

◎ 取南通蛇药片 5～10 片，研为细末，用米醋适量调糊状，外涂患处，每日数次，连续 3～5 天。

◎ 冰硼散适量，研为细末，用米醋适量调为稀糊状，外涂患处，每日数次，连续 3～5 天。

■ 中药涂敷治水痘

◎ 大黄粉、硫黄粉等量加清水或米醋适量调为稀糊状，用棉签蘸药糊外搽患处，每日 3～5 次，连续用 2～3 天。

◎ 青黛、牡蛎、滑石各等量，研为细末，加麻油适量调为糊状，用棉签蘸药糊外搽患处，每日 3～5 次，连续 2～3 天。

◎ 青黛、黄柏、石膏、滑石各等份，研为细末，撒布患处，或用麻油调敷，每日 1～2 次。适用于痘疹破溃，继感邪秽时。

■ 止痒药方治水痘

◎ 地肤子 30 克，僵蚕 15 克，白鲜皮 15 克，芥穗 15 克，茵陈 15 克，败酱草 15 克，白矾 9 克，白芷 9 克，共为细末，搽于患处，每日 2～3 次。

■ 贴涌泉穴治水痘

◎ 生香附、生半夏等量共研为细末，加蛋清适量调为药饼，外敷于双足心涌泉穴，敷 24 小时后去除，重者连敷数日，其效如神。适用于痘后牙龈、口舌溃破出血。

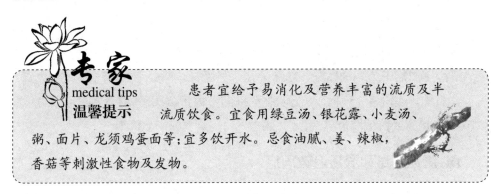

专家
medical tips
温馨提示

患者宜给予易消化及营养丰富的流质及半流质饮食。宜食用绿豆汤、银花露、小麦汤、粥、面片、龙须鸡蛋面等；宜多饮开水。忌食油腻、姜、辣椒、香菇等刺激性食物及发物。

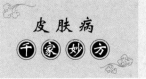
皮肤病
千家妙方

脓 疱 疮

脓疱疮是常见的化脓性皮肤病。多发于夏秋季节，好侵犯儿童，因其皮损主要表现为脓疱，有传染性。脓疱疮的致病菌主要为金黄色葡萄球菌或链球菌，有时混合感染。

传染性脓疱疮多发于 2 — 8 岁儿童，好发部位为头面部、四肢远端、鼻翼、耳郭等，重者累及全身。初起见红色斑点，继则出现粟粒或黄豆大小丘疹水疱，迅速变成脓疱。疱周有红晕，疱壁极薄、易溃，溃后流黄水，干燥后结成脓痂。整个病程不超过 10 天，严重者常伴附近淋巴结肿大、发热。

新生儿脓疱疮多发于出生后 4 ～ 40 天的婴儿，为皮肤上突然发生大疱，黄豆至胡桃大小，内含浆液或脓液，疱壁薄，迅速破裂，呈现鲜红色糜烂面，分泌物干涸形成黄色痂，痂脱而愈。因本病发展迅速，皮损常可在 1 ～ 3 天波及全身，导致败血症、肺炎，甚至脑膜炎等。故新生儿脓疱疮一旦发生，应到医院及时治疗，否则可引起死亡。

单纯性传染性脓疱疮如无全身症状，单用外治法即可。临床上可采用具有清热解毒作用的中药煎剂熏洗。如野菊花、马齿苋、蒲公英各 15 克；或用大黄、黄芩、黄柏、明矾各 15 克，煎汤，淋洗疮面，每日 2 次，均有较好疗效。清洗脓痂可用 10% 的黄柏溶液搽洗。

■ 清热解毒利湿汤治脓疱疮

◎ 蒲公英 10 克，地丁 10 克，野菊花 10 克，金银花 10 克，黄芩 10 克，生地黄 10 克，泽泻 10 克，滑石（包煎）30 克，生甘草 6 克。水煎服，每日 1 剂。用于证属肺胃湿热，外感毒邪。症见脓疱周围有炎性红晕破后糜烂结脓痂，可伴发热、口渴纳呆、便干尿黄，舌红苔薄黄，脉滑数。

■ 双豆汤治脓疱疮

◎ 马料豆、赤小豆各 10 克，水煎汤。代茶饮。可清热解毒。用治小儿疮疖、脓疱疮。

■ 蜜糖银花露治脓疱疮

◎ 水煎金银花 10 ～ 15 克，饮前分次加适量蜂蜜，搅匀。可清热解毒。用治小儿夏天长暑疖、脓疱疮及痱子合并感染。

■ 小单方治脓疱疮

◎ 青黛散或煅蚕豆荚灰外扑，或用麻油调搽，每日 2 ～ 3 次。

◎ 颠倒洗剂外搽，每日 4 ～ 5 次；糜烂脓痂较厚，数目少者，用红油膏掺九一丹外敷；或用 5％硫黄软膏外敷。

◎ 猪胆 1 个，白矾粉 30 克装入猪胆内晒干，研粉与蛋黄油调糊外涂，每日 2 ～ 3 次，治脓疱疮。

◎ 黄柏、大黄、青黛各 15 克，明矾 9 克。共研为细末，外扑患处，连扑数次可愈。

■ 玉容膏治脓疱疮

◎ 芙蓉叶研粉，凡士林加热熔化，1∶4 调匀，外敷，每日 2 ～ 3 次。可清热凉血。治疮疖、丹毒、脓疱疮等。

■ 黄连软膏治脓疱疮

◎ 黄连 3 克研末，加凡士林 15 克，混匀，外敷。可清热解毒，消肿止痛。治脓疱疮（黄水疮）、丘疹样荨麻疹（水疱湿疮）、单纯性疱疹（火燎疮）、带状疱疹（缠腰火丹）、多发性毛囊炎（发际疮）、疖、痈、丹毒等，以及皮肤烫烧伤。

■ 葡萄藤治脓疱疮

◎ 葡萄藤嫩枝（带叶）2000 克切碎，水煎将药汁浓缩为糊，待略温时加入白矾末 50 克及冰片末 10 克，搅匀。淡盐水清洗后外敷，每日 2 次。

■ 乳没膏外敷治脓疱疮

◎ 药用乳香、没药、猪油（熬熟去渣）按 1：1：4 的比例熬制而成。涂药前先用 3% 的过氧化氢溶液（双氧水）清洗疮面，以除去脓痂为度，然后将乳没膏涂疮面上一层，无需包扎，每天早、晚各 1 次，3 天为 1 个疗程。

■ 生肌白玉膏治脓疱疮

◎ 熟石膏 9 份，制炉甘石 1 份。熟石膏研粉，加入制炉甘石粉和匀，以麻油少许调成膏，再加凡士林使其成为 70% 的软膏。功用：润肤，生肌，收敛。用于溃疡腐肉已尽，疮口不敛者。用法：将膏少许匀涂纱布上外敷，并可掺其他生肌药粉于药膏上，效果更佳。

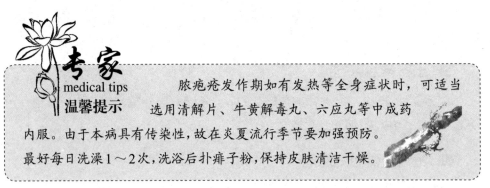

专家
medical tips
温馨提示

脓疱疮发作期如有发热等全身症状时，可适当选用清解片、牛黄解毒丸、六应丸等中成药内服。由于本病具有传染性，故在炎夏流行季节要加强预防。最好每日洗澡 1～2 次，洗浴后扑痱子粉，保持皮肤清洁干燥。

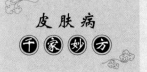

皮肤病
千家妙方

痱 子

酷热的夏季，痱子是一种最为常见的皮肤病，以儿童发病率为最高。小儿肥胖或皮肤不洁更易患此病，痱子多发生于面部、颊部、躯干、大腿内侧、肘窝处等，轻重不一。

痱子可分为"晶痱"（俗称"白痱子"），症状最轻，治疗得当 1～2 天可愈；"红痱子"（红色汗疹），是汗液潴留真皮内，症状较重，有痒、灼热、刺痛的感觉；"脓痱子"，指痱子顶部有小而浅表的小脓疱，以孤立、表浅且与毛囊无关的粟粒脓疱为特点，处理不当可继发感染为疮疖。痱子不仅奇痒难熬，而且经搔抓后，还可导致细菌感染，并发某些化脓性皮肤病，如暑疖、脓疱疮等。

中医学认为，痱子是因天气闷热、汗泄不畅、热不能外泄、暑湿邪蕴蒸肌肤所致。故外治当以清暑解表、化湿止痒为主。夏秋酷热，痱子是一种最为常见的皮肤病，以儿童发病率为最高，多发生于面部、颊部、躯干、大腿内侧、肘窝处等，轻重不一。处理不当可继发感染为疮疖。

■ 以痱子草为主水浴治痱子

◎ 取痱子草 30 克，配苦参、黄柏、苍术各 20 克，薄荷 6 克，藿香 15 克。每日 1 剂，水煎洗浴，每日 2 次。一般当天即可止痒，连洗 5～7 天即愈。痱子草为唇形科植物石荠苎全草，又名紫花草、野香菇，其性味辛苦而凉，有解表清暑止痒之功。

■ 鲜葎草洗浴治痱子

◎ 鲜葎草 100 克，黄菊花 100 克，加水 2000 毫升，煮沸 15 分钟后，放入薄荷 20～30 克，再煎两三分钟，待冷却后取药汁洗浴，一般 3～5 天痱子即可消退。方中鲜葎草又名勒草、拉拉草，为大麻科植物葎草的全草，性味苦寒，有清热解毒、化湿止痒之功。

■ 薄荷浴治痱子

◎ 薄荷含挥发油，油中主要成分为薄荷脑、薄荷酮及乙酸薄荷酯等，在防

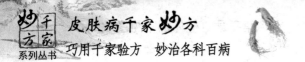

治痱子方面也有特效。可用鲜薄荷 150 克，煎水洗澡，老少皆宜。

■ 复方苦参浴治痱子

◎ 苦参、黄芩、白芷、薄荷、防风各 30 克，红花 20 克。用纱布包好，多加些水煮沸，待凉至温度适宜后给小儿洗浴。每剂可用 1～2 天，每天洗浴 2～3 次。注意：每次用药前均需煮沸，以防药物变质。此方有清热燥湿、芳香化浊、活血止痒的功用。

■ 土茯苓浴治痱子

◎ 将土茯苓 30 克水煎取汁，待温，用干净毛巾蘸药液外搽患处，每天 3～5 次；另取适量加入温水中洗浴，每天 1 次，连续 3～5 天。土茯苓出自《滇南本草》，为百合科植物光叶菝葜的块状根茎，性味甘、淡、平，入肝、胃经，有解毒、利湿、祛风之效。因小儿皮肤病多为湿热毒邪结于肌肤所为，故土茯苓外用最为相宜。

■ 桃叶浴治痱子

◎ 用桃叶来防治痱子是一种古老的偏方。具体方法是，将桃叶阴干后盛于袋中，使用时，取 50 克泡在热水里，给孩子们洗澡，可以预防痱子的发生。如果长痱子的情况严重，用桃叶熬成汁掺到洗澡水中，或者直接用来涂抹患处，效果更佳。熬桃叶汁时，其比例是桃叶 100 克加水 1000 毫升。将其煎熬到只剩一半水量即可。由于桃叶中含有单宁成分，可使痱子迅速消散，并起到解毒消炎、止痛止痒的作用。

■ 简便除痱浴治痱子

在温热水中加入十几滴风油精或 20～30 毫升十滴水，洗浴后也能使人精神抖擞，浑身凉爽，还是防治痱子最为简便易行之法。

把平时刷牙用的牙膏量的 4 ～ 5 倍（用药物牙膏如两面针、田七、芳草、洁银牙膏等为优）溶于水中，充分溶解搅匀后洗澡，洗后不仅感觉凉爽舒适，且痱子也会尽快消退。因为药物牙膏略呈碱性，能中和皮肤上的酸性代谢产物，并有抗过敏及消炎解毒作用，故可收到满意效果。

■ 十滴水治痱子

先用温水于患处皮肤的汗水和分泌的油脂擦洗干净，然后，挤出数滴十滴水涂于患处，让其自然风干。涂药处的皮肤略有灼热杀痛感，几分钟以后就不那么痒，不那么痛了。每日涂抹，两三次即可。两三天就能消炎、消肿、止痒。较为严重者可延长用药。婴幼儿皮肤细嫩，不宜直接搽涂，可将十滴水与温开水按 1 ：10 的比例稀释后再用。每天搽涂次数可视其痱子多少而增减。要防止用手指甲抓挠而感染，用棉花棒搽涂为宜。另外，也可用洗浴方法防治。方法是每次给小孩洗澡时在温水里加入适量的十滴水（如半小瓶），但要注意只能用清水洗浴，不要使用香皂、浴液等，以保持药力。

■ 巧用瓜果治痱子

◎ 可用西瓜皮擦拭患处，每次擦至微红，每天擦 2 ～ 3 次，第 2 天就见效（不痒了），2 天后可结痂。

◎ 用生黄瓜汁或黄瓜片分别贴擦于患处，2 ～ 3 次即可痊愈。此方法尤其适用于小儿。

◎ 将苦瓜切片，用带汁的苦瓜肉涂搽痱子处，早、晚各 1 次。

◎ 痱子痒痛者，把冬瓜切片蘸冰片、滑石粉轻摩擦，每日数次，亦可消炎止痒。

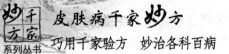

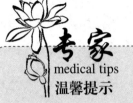

专家

medical tips

温馨提示

　　　　避免宝宝长痱子，可在炎热时保证每日用温水洗浴2～3次，以保持皮肤清洁，洗澡最好用温水，洗澡时不要用肥皂，以减少刺激。如在洗澡水中加几滴花露水效果会更好。洗澡过程中要避免用力擦有痱子的部位，防止擦破皮肤引起感染。洗完后用毛巾轻轻擦干，再涂些爽身粉或祛痱粉，以减轻刺痒。洗澡时的水温不宜太热或太凉。

皮肤病

千家妙方

疥　疮

　　疥疮是疥虫引起的接触性传染性皮肤病。疥疮的发生，多由于直接接触疥疮患者引起。

　　疥疮的临床表现有三个特征：第一，自觉奇痒难忍，夜间尤甚；第二，皮损有特定部位，好发于皮肤皱褶部位；第三，皮损有不同于其他皮肤病的特定表现，即有隧道、针头大小的丘疹和水疱。隧道为灰白色、浅黑色或普通皮色的细浅纹，稍弯微隆起，长约0.5厘米，疥虫往往就藏在隧道的一端。疥疮一般不需内治，主要采用外治法。

■ 硫黄软膏治疥疮

　　◎ 目前临床常用5%～20%的硫黄软膏。小儿用5%～10%，成人用

10%～15%，若患病时间长，可用至20%。但浓度不宜过高，否则易产生皮炎。疥疮外治，关键是把握正确的用药方法。涂药前配合具有杀虫止痒的中药外洗有良效，可先以花椒9克，地肤子30克，煎汤洗浴，或用药皂、温水洗涤全身后搽药。

注意：搽药期间切勿更衣，待第4天洗晒被褥，更衣消毒。此为1个疗程。一般治疗1～2个疗程，停药后观察1周，如无新皮损出现，即为痊愈。家庭中的密切接触者应同时治疗。

■ 硫黄杀疥膏治疥疮

◎ 硫黄（研极细末）30克，大风子肉（捣极烂）30克，花椒（焙干研细末）20克，生甘草粉20克，以菜油60克煎鸡蛋5个，去蛋不用，取其蛋黄油（油温50℃）与上药调匀呈稀糊状备用。每日搽患处及周围皮肤2～3次。

■ 以硫黄为主药的外治验方

◎ 猪板油100克，硫黄粉20克，胡椒粉20克，混合成膏，外用，每日1次，7天为1个疗程。

◎ 硫黄50克，樟脑5克，百部50克，冰片2克，捣烂为末，溶于500毫升95%酒精中，24小时过滤即可。用时加温，涂于患处，每日3次，共3～6天。

◎ 硫黄50克，桐油90克，花椒20克。首先将桐油煎沸，再把硫黄、花椒研末，入油内煎10分钟，贮瓶备用，用时涂于患处。

■ 以百部为主药的外治验方

◎ 百部30克，地肤子60克，花椒20克，苦参60克，水煎外洗，每日1次，连用7天。

◎ 百部30克，雄黄30克，艾叶30克，水煎外洗，每日1次，10天为1个疗程。

◎ 10%的百部酊：百部50克，酒精500毫升，浸泡1周，外用每日2～3次。

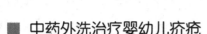

■ 中药外洗治疗婴幼儿疥疮

◎ 百部、蛇床子、荆芥、土茯苓、地肤子、黄芩、黄柏各10克，煎浓汁外洗，每日2～3次，每次10～20分钟，伴随感染者，洗尽患处痂壳后涂抹红霉素眼膏，每日2～3次；每天换洗和烫晒患儿接触肉的衣裤，患儿家庭成员患病者同时治疗，连用6日后彻底烫洗一次可能污染的物品如床单、被套等并停药。

■ 以苦参为主药的熏洗方

◎ 苦参、苍术、百部、千里光、蛇床子各60克，木槿皮30克，上药加水煎煮滤去渣，将药液外洗患处，每天2～3次，连用3天。

◎ 用苦参250克，猪胆4枚，加水共煎取液，淋洗患处，每天1次。每剂药液可洗3～5次。

◎ 苦参、青蒿各30克，白矾20克，煎取头、二汁洗擦身体后，再用药棉蘸头汁搽疥疮局部，每日3～4次。搽药一般先涂皮损处，再自上而下涂遍全身，可用压舌板、牙刷柄等行刮涂法。每天早、晚各涂1次，连续3天。

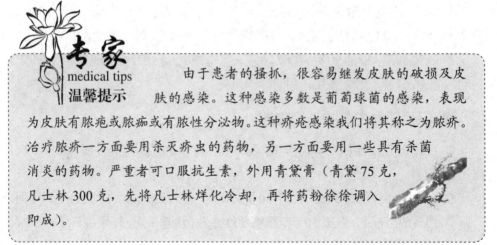

专家
medical tips
温馨提示　　由于患者的搔抓，很容易继发皮肤的破损及皮肤的感染。这种感染多数是葡萄球菌的感染，表现为皮肤有脓疱或脓痂或有脓性分泌物。这种疥疮感染我们将其称之为脓疥。治疗脓疥一方面要用杀灭疥虫的药物，另一方面要用一些具有杀菌消炎的药物。严重者可口服抗生素，外用青黛膏（青黛75克，凡士林300克，先将凡士林烊化冷却，再将药粉徐徐调入即成）。

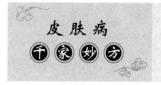

银 屑 病

银屑病是一种易发的慢性炎症性、增生性皮肤疾病，其病因迄今未明。临床局部治疗：静止期常用硫柳膏、博来霉素软膏、黑豆馏油软膏、去炎松尿素软膏等，洗净患处外涂；小面积损害可贴肤疾宁膏。进行期可选泼尼松冷霜、硫黄冷霜、氧化锌软膏、0.025%维A酸霜或硼酸软膏等涂搽患处。新药他扎罗汀凝胶，对治疗局限性斑块状银屑病具有较好疗效。

银屑病中医学称为"松皮癣""白疕"等，治疗总以祛风、养血活血、消炎解毒为法。

■ 凉血活血汤治银屑病

◎ 生槐花30克，生地黄30克，牡丹皮15克，白茅根30克，紫草根15克，赤芍15克，鸡血藤30克。用法：水煎服，每日1剂，分2次服。功效：清热解毒，凉血活血。主治：银屑病，风燥血热证。症见皮损鲜红，且不断出现新发皮疹，刮去红斑表面鳞屑可见发亮的薄膜，点状出血，有同形反应。伴心烦、口渴、大便干、尿黄、舌红苔黄或腻，脉弦滑或数。（《中医研究》1995年第6期）

【病案举例】李某，男，26岁。周身泛发红斑，瘙痒，脱皮，反复发作3年，近期加重。查见周身红斑上覆银白色鳞屑，掀掉鳞屑，基底部鲜红，呈筛状出血渗液。舌质鲜红，苔少，脉数。诊断为牛皮癣血热证。方用凉血活血汤加减：板蓝根30克，金银花30克，白茅根30克，牡丹皮12克，紫草根15克，生槐花30克，生地黄20克，地肤子15克。5剂后症状明显改善。效不更方，连服月余，皮损全部消失，随访3年未复发。

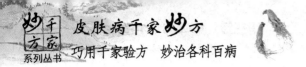

■ "克银一方"治银屑病初起

◎ 银屑病初起时，躯干及四肢头皮甚至面部，散发红色斑丘疹，小如粟米、大如蚕豆。日久可以扩大成片。有的可相互融合，颜色鲜红或肉红色，表面鳞屑不多，有"同形反应"，痒而不甚。全身症状可见咽干口渴、咽痛，大便干，尿黄，舌红苔黄或黄腻，脉弦滑。治疗则应清热凉血，祛风解毒。已故名老中医朱仁康研究员曾研制一方，名"克银一方"，药味：土茯苓 30 克，忍冬藤 15 克，北山豆根 10 克，板蓝根 15 克，草河车 15 克，白鲜皮 15 克，威灵仙 6 克，甘草 6 克。水煎服，每日 1 剂。加减：大便干加大青叶 10 ～ 15 克；皮疹红而热、口干，加生地黄 15 ～ 30 克，牡丹皮 15 克；尿黄加白茅根 15 克。此方于 20 世纪 80 年代已研制成丸剂（蜜丸及水丸），商品名"克银丸"，为我国第一个卫生部级批准上市的中成药。此丸药适用于进行期及初步稳定期的寻常型银屑病。（《朱仁康临床经验集》）

■ "克银二方"治银屑病血虚风燥证

◎ 病变到稳定期，皮疹平扁淡红，表面干而脱屑，时有痒。治宜清热解毒、养血润燥，方用朱仁康"克银二方"。药味：生地黄 30 克，玄参 15 克，丹参 15 克，麻仁 10 克，大青叶 15 克，北山豆根 10 克，白鲜皮 15 克，草河车 15 克，连翘 15 克。水煎服，每日 1 剂。加减：皮屑多而燥痒者加石斛、玉竹；血虚兼有瘀者（皮损暗红而干，舌暗红或暗紫）加郁金、三棱、莪术。（《朱仁康临床经验集》）

■ 加味土槐饮治寻常型银屑病

◎土茯苓 20 克，槐花 20 克，紫草 15 克，茜草 15 克，大青叶 30 克，板蓝根 30 克，丹参 30 克，生地黄 20 克，牡丹皮 15 克，赤芍 10 克，白鲜皮 30 克，地肤子 20 克，苦参 15 克，刺蒺藜 15 克。用法：水煎内服，每 2 日 1 剂，外搽凡士林润肤安抚，每日 2 次。1 个月为 1 个疗程，3 个疗程后观察皮损面积、颜色及鳞屑变化并复查肝肾功能。功效：凉血解毒，活血消斑，清热利湿。主治：寻常型银屑病，临床以反复发作的红斑鳞屑性皮肤病，表皮过度增生和真皮慢性炎症反应为特征，以红斑基底上履银的鳞银的色鳞屑，刮除鳞屑蜡样光泽、薄膜现象，筛状出血为诊断要点。（《云南中医中药杂志》2011 年第 5 期）

■ 百部药浴治银屑病

◎ 百部 120 克，苦参 120 克，蛇床子 60 克，雄黄 15 克，狼毒 75 克。制法：上药共研粗末，装入纱布袋内，用水 2500 ～ 3000 毫升，煮沸 30 分钟。用法：用软毛巾搽洗患处，或洗后再加热水浸浴。用于治疗银屑病、神经性皮炎、皮肤瘙痒症（瘾疹）、阴囊湿疹、荨麻疹等。（《赵炳南临床经验集》）

■ 侧柏叶浴治银屑病

◎ 侧柏叶 200 克，紫苏叶 200 克，蒺藜秧 400 克，上药共研粗末，装入纱布袋内，用水 2500 ～ 3000 毫升，煮沸 30 分钟。以软毛巾蘸汤洗，或洗后加热水浸浴。（《赵炳南临床经验集》）

■ 大风子浴治银屑病

◎ 大风子（碎）、大胡麻（碎）、艾叶、苦参、地肤子、蛇床子各 80 克，狼毒 75 克，木槿皮 90 克，苦杏仁 60 克。上药用纱布包好，加水 5000 毫升，泡 1 小时左右，在铁锅内煎煮 30 分钟。当药液温度在 40℃左右时，药浴患部，每日 1 次，每次 30 ～ 60 分钟。

■ 硫黄花椒散治银屑病

◎ 民间验方硫黄 50 克，花椒 50 克，鸡蛋 5 个，香油适量。将鸡蛋壳一头打开，去蛋白留蛋黄，硫黄与花椒等量混合，分别装入鸡蛋内，和蛋黄搅匀，置火上慢慢焙干，连同蛋壳一起研成粉末，用细筛筛过后去渣，加香油调成糊状，外搽。

■ 中药敷脐治银屑病

◎ 敷脐疗法药用升麻9克，葛根30克，赤芍10克，生地黄30克，大风子9克，甘草9克，水牛角粉9克，冰片6克，共研为细末，过120目筛，装瓶密封备用。用时将药粉填满脐眼，外贴肤疾宁胶布固定。24小时换药1次，7次为1个疗程。有人用此法治疗银屑病106例，总有效率为92.44%。

■ 三联疗法治银屑病

◎ 即紫外线照射加浴疗及外用药物。适于冬季稳定期病例，夏季进行期病例不宜应用。方法为先行水浴（清洁液），然后照射紫外线，最后外用黑豆馏油软膏（由低浓度逐渐增加），每天1次。

■ 巧用醋疗治银屑病

◎ 取鸡蛋1个，打一小孔，去清留黄。将蛋中灌满醋，糊住洞口后放7天。用时先把患处用盐水洗净，把蛋黄和醋搅匀，涂于患部。早、晚各1次。

◎ 1瓶醋，1把花椒，混合后熬半小时，放凉后将熬好的药液装入瓶中，用一小毛笔蘸花椒水涂于患处，每天坚持早、午、晚刷涂患处，效果较好。

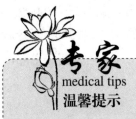

专家
medical tips
温馨提示

饮食要强调3大忌口：忌酒、忌海鲜、忌辛辣。多食富含维生素类食品，如新鲜水果、蔬菜等。治疗期间消除精神紧张因素，避免过于疲劳，注意休息。居住条件要干爽、通风、便于洗浴。

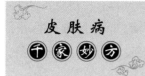

接触性皮炎

接触性皮炎是皮肤黏膜由于接触外界物质，如化纤衣着，化妆品、药物等而发生的炎性反应。其临床特点为在接触部位发生边缘鲜明的损害，轻者为水肿性红斑，较重者有丘疹、水疱甚至大疱，更严重者则可有表皮松解，甚至坏死。如能及早去除病因，做适当处理，可以速愈，否则可能转化为湿疹样皮炎。

■ 消风散治风热型接触性皮炎

◎ 荆芥、防风、蝉蜕各9克，苦参、牛蒡子、黄芩各12克，生地黄25克，金银花15克，鱼腥草30克，生甘草5克。水煎服，每日1剂。热象较重者，加生石膏（先煎）30克，知母12克。夹湿者，加木通、苍术各9克。功效：疏风清热。适用于皮疹发生于上部，并可见发热恶寒，疲乏不适，自觉瘙痒。舌质稍红，苔薄黄，脉浮数。（明·陈实功《外科正宗》）

■ 龙胆泻肝汤治湿热型接触性皮炎

◎ 龙胆草、栀子、黄芩、柴胡、车前子、泽泻各12克，木通9克，生地黄25克，生甘草5克，鱼腥草、土茯苓各30克。水煎服，每日1剂。大便秘结者，加大黄（后下）12～15克；瘙痒较明显者，加蝉蜕9克，白鲜皮12克。功效：清肝胆，利湿热。适用于皮疹发生于下部，并可见发热，口苦，口渴，疲倦乏力，小便黄赤，大便干结。舌质红，苔黄腻，脉弦滑数。（《古今医方集成》）

■ 清瘟败毒饮治气血两燔型接触性皮炎

◎ 水牛角（先煎）30～60克，生石膏（先煎）30克，生地黄、土茯苓各30克，金银花、连翘各 15 克，黄芩、赤芍、栀子、玄参各 12 克，知母、牡丹皮各 9 克，黄连、生甘草各 6 克。水煎服，每日 1 剂。功效：气血两清，泻火解毒。适用于皮疹泛发全身，并见畏寒或寒战，高热，烦躁不安，夜睡难寐，口干渴。舌质红绛，苔黄干焦，脉数。（清·余师愚《疫疹一得》）

■ 巧用猪胆汁治漆疮

◎ 漆疮（接触生漆或漆树而引发的一种过敏性皮肤病）初起，取猪胆一个，针刺破胆取汁，涂搽患处。每日 2～3 次，连续 2～3 日症状可明显好转或愈。如漆疮已溃烂者，用消毒药棉清洗患处，以明矾研细面，猪胆汁调匀，敷患处。每日换药 2～3 次，连用数日可好转或愈。

■ 巧用茶水治皮炎

◎ 不论是红茶、绿茶、乌龙茶均可，用开水冲泡，不要泡得过浓，也不要过淡，一般就可以了。待充分冷了以后，去除茶叶，将干净纱布 4～6 层（没有纱布，可用口罩代替），放在冷茶叶水中浸湿，再把纱布拧成半干湿（以水不会滴下来为度），然后把纱布平整敷在发红的皮疹上。由于纱布不断向空气中蒸发水分，将发红的皮疹上热量带走，或将皮疹上的渗出液吸去，加上还有茶叶水的药物作用，因此可促进皮疹好转。每次湿敷 30 分钟左右，每日 1～3 次，茶叶水没有任何刺激性。用湿敷法治疗面积较大皮疹，在寒冷的冬季，要注意保暖。此外，还应配合一些内用药。

■ 湿敷治皮损肿胀糜烂

◎ 肿胀糜烂渗液较多者，可用蒲公英 60 克，桑叶、生甘草各 15 克，水煎待冷后湿敷。并可用 10% 黄柏溶液、生理盐水、3% 硼酸水湿敷。糜烂结痂者可用青黛膏，或清凉膏外搽每日 3～4 次。

■ 韭菜鸭蛋清治接触性皮炎

◎ 将新鲜韭菜洗净，加上鸭蛋清（去黄）涂搽患处，病情较重的，将韭菜汁和鸭蛋清口服，内服、外涂要严格分开。如无鸭蛋，轻者直接用洗净的韭菜涂搽患处即可。或取韭菜、鸡毛各适量，水煎外洗。

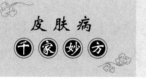

专家
medical tips
温馨提示

应该注意的问题是避免再次刺激局部，尽可能地避免用手搔抓局部，也不要用热水或肥皂水去清洗局部，更不能用那些刺激性较强的药物在局部涂抹，特别注意的是不能随便应用激素类药物在局部涂抹，这些都是非常容易使疾病恶化或复发的常见因素。尽可能地了解皮炎发生、发展的基本规律，配合医生的治疗，树立治愈疾病信心。避免食用一些刺激性食物，如葱、姜、蒜、浓茶、咖啡、酒类及其他容易引起过敏的食物，如鱼、虾等海味。

皮肤病
千家妙方

皮肤瘙痒症

皮肤瘙痒症是指无原发皮疹，但有瘙痒的一种皮肤病，中医称之为风瘙痒。皮肤瘙痒症属于神经精神性皮肤病，是一种皮肤神经官能症疾病。临床上将只有皮肤瘙痒而无原发性皮肤损害者称之为瘙痒症，老年人多发属血虚风燥，秋冬季多发为风邪挟燥侵袭皮肤所致。属中医学"痒风"的范畴。治疗以养血祛风为主要原则。

■ 当归饮子汤治老年性皮肤瘙痒

◎ 当归 10 克，川芎 10 克，白芍 10 克，生地黄 10 克，荆芥 12 克，防风 15 克，制首乌 15 克，黄芪 15 克，甘草 3 克。水煎服，每天 1 剂，连用 10 剂。中医学认为年老精血不足，血虚生风，易产生瘙痒。此方益气养血，疏风止痒，正合病机。

■ 止痒汤治皮肤瘙痒

◎ 苦参、白鲜皮、地肤子、大腹皮、橘皮、茯苓、防风、荆芥各 9 克，浮萍 6 克，炒枣仁 20 克，木瓜 10 克。水煎温服，每日 1 剂。功效：祛风燥湿，安神止痒。

■ 泥鳅煲大枣治皮肤瘙痒

◎ 泥鳅 30～50 克，大枣 20 克，食盐少许。置武火上烧沸，再用文火煮 25 分钟，加入盐、味精即成。服用宜每天 1 剂，连服 10 剂。泥鳅性味甘平，入脾、肝、肾三经，能补中益气，强精补血，与大枣共奏养血润燥之功效。

■ 穿山甲煲治皮肤瘙痒

◎ 穿山甲肉 100 克，生姜 5 片，食盐少许。穿山甲肉切碎，放锅内，加生姜、清水适量，慢火煎煮，至熟透加食盐调味，服食。3～5 天服 1 次。可适当服食，不宜多服。此药膳中，主要取穿山甲走窜之性以开血凝，散血聚，兼有滋阴的作用，达到养血息风的目的，对顽固性皮肤瘙痒可见功效。

■ 鸡血藤膏治皮肤瘙痒

◎ 鸡血藤 500 克，冰糖 500 克。将鸡血藤水煎 3～4 次，过滤取汁。微火浓缩药汁，再加冰糖制成稠膏即可，可常服。鸡血藤能养血活血、冰糖润燥，此膏对用血虚风燥，病久不愈者非常有效。

■ 药醋疗法治皮肤瘙痒

◎ 取苦参 100 克，加入食用白醋适量，浸泡 3 ～ 5 天即成。每日洗浴时，加入苦参醋液 30 ～ 50 毫升于浴水中洗浴，或用棉签蘸药液外搽瘙痒处，每日 2 ～ 3 次，连用 5 ～ 7 天。

■ 药酊疗法治皮肤瘙痒

◎ 取首乌藤、鸡血藤、乌梢蛇各 20 克，加入上等白酒适量，浸泡 1 周即成。每日洗浴时，加入药液 30 ～ 50 毫升于浴水中洗浴，连用 5 ～ 7 天。

■ 药浴疗法治皮肤瘙痒

◎ 取荆芥、防风、苦参、丝瓜络、蛇床子、当归各 30 克，水煎取汁，放入浴盆中洗浴，每次 10 ～ 20 分钟，每日 2 ～ 3 次，每日 1 剂，连续 5 ～ 7 天。

■ 填脐疗法治皮肤瘙痒

◎ 取红花、紫草、山栀子、大黄各等量，研为细末，加冰片适量，混合均匀，装瓶备用。使用时每次取药末少许，加凡士林调成糊状，外敷于肚脐孔处，敷料包扎，胶布固定，每日换药 1 次，连用 1 ～ 2 周。

■ 足浴疗法治皮肤瘙痒

◎ 取苦参、白鲜皮、蛇床子、蝉蜕、红紫草、防风各 10 克，水煎取汁，放入浴盆中，待温时足浴，每日 2 次，每次 10 ～ 30 分钟，每日 1 剂，连用 5 ～ 7 天。

◎ 车前子、蛇床子、大风子各 30 克，防风、白矾、荆芥各 10 克。将上述药物一同放入锅中，加入足量清水，煎沸 20 分钟后，过滤药渣，将药液倒入浴盆中，先搓洗患处，再浸浴双足 30 分钟，每日 1 ～ 2 次。

■ 贴敷穴位法治皮肤瘙痒

◎ 取刺蒺藜、何首乌各等量，研为细末，装瓶备用。每晚洗浴后，取药末适量，加米醋少许调为稀糊状，外敷于双足心涌泉穴，敷料包扎，胶布固定，每晚贴敷，次晨取下，连用 7 ～ 10 天。

专家
medical tips
温馨提示

冬季洗澡不宜过勤。洗澡时不宜用碱性肥皂，尽量选用弱酸性或中性沐浴露，以减少异常刺激。浴后擦干身体后，全身涂上润肤露，使皮肤保持滋润。平时饮食清淡，不要贪食辛辣，也不要多吃羊肉、海鲜等热性食物。如有瘙痒症状发生，尽量不要用手抓挠或用热水烫洗，这种图一时之快的做法只会加重皮肤炎症的病情。应在医生指导下，在皮肤上涂抹温和滋养剂，并且适当吃些抗过敏药。

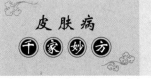

皮肤病
千家妙方

褥　疮

褥疮医学上称压疮、压力性溃疡。是由于患者长期卧床，使受压部位的皮肤组织缺血、坏死和破损、溃烂所致。患者过瘦、过胖、水肿或缺乏营养、被褥不整、床上有异物等，均是发生褥疮的诱因。昏迷、截瘫、半身不遂等重症患者更易发生褥疮，且好发于易于受压的骨突部位，如髋部、骶尾部、大粗隆、肘部、足跟、内外踝等骨头突出处。褥疮是对卧床患者威胁最大的主要并发症之一。患者一旦发生褥疮，不但给患者增加了痛苦，而且常常由于褥疮继发感染引起败血症而造成死亡。褥疮均以外治法为主，现将部分药物介绍如下，供酌情选用。

■ 中成药外用治褥疮

◎ 双黄连粉：褥疮患者按常规清洗疮面，然后取双黄连粉均匀涂在疮面上，覆以无菌纱布，用胶布固定。每天换药 1 次。10 ～ 14 天为 1 个疗程。

◎ 马应龙麝香痔疮膏：褥疮患者按常规清洗疮面，然后以马应龙麝香痔疮膏涂于疮面上。每天 1 次，10 天为 1 个疗程。

◎ 七厘散：对重度褥疮患者，先用 1 ：5000 的呋喃西林溶液清洗疮面，然后将七厘散均匀撒于疮面上，再以凡士林纱布条覆盖，并以消毒纱布包扎。开始每天换药 3 次，3 天后疮面有新生肉芽生长时，改为每天换药 1 次，直至痊愈。

■ 大黄生肌膏治褥疮

◎ 大黄 100 克，轻粉 1 克，五倍子 130 克，铜绿 1.5 克。先将大黄加水 300 毫升，煎沸 20 分钟过滤，再加水 30 毫升，煎沸 15 分钟过滤。二煎滤液浓缩至 100 毫升，即为所用之大黄液。每 100 克凡士林加入 30 毫升大黄浓缩液，使其成为 30％的大黄膏，再将轻粉、五倍子、铜绿研成极细末，掺入大黄膏内，即为大黄生肌膏。用 2％碘酊消毒创面后，将大黄生肌膏平摊于消毒纱布上，贴于创面，胶布固定。每 12 小时更换 1 次。

■ 紫草油治褥疮

◎ 对轻、中度褥疮患者，先用 75％的酒精棉球清洗疮面及周围皮肤，然后用棉球蘸取 1 :（1000 ～ 2000）的苯扎溴铵溶液搽疮面,再敷以紫草油,并覆盖灭菌纱布,以保护疮面。每天换药 1 次。待疮面皮肤接近正常时,才停止换药。

■ 桉叶酒精治褥疮

◎ 对中度褥疮患者,将新鲜的桉叶洗净、切碎,按 1 : 2 加入 70％的酒精浸渍 1 周,用棉签蘸取药液涂搽疮面,每 2 ～ 4 小时 1 次,一般用药后 15 分钟,即形成干燥浅褐色的保护性痂膜,大多 5 ～ 10 天痊愈。

■ 石膏朱砂粉治褥疮

◎ 石膏 30 克,朱砂、冰片、硼砂各 15 克。上药共研末外用。用法:先用75％酒精消毒创面周围皮肤,再用生理盐水清洁创面。有脓液者先用过氧化氢溶液(双氧水)清洗,然后将药末均匀撒在伤口表面,创面暴露。每天用药 2 ～ 3次,结痂后停药,使焦痂自行脱落。

■ 三黄冰片粉治褥疮

◎ 黄连、黄柏、黄芩各 100 克,冰片 5 克。上药共研为细末,备用。如创面无渗液,将三黄冰片粉用香油适量调涂局部,每日 1 次,病愈为止。

■ 复方红花酒治褥疮

◎ 红花 50 克,黄芪 30 克,白蔹 20 克,75％ 酒精(医学上称乙醇)500 毫升,将前 3 味药浸于酒精中,10 天后可用。功能主治:褥疮,扭伤血肿,皮肤灼伤等。注:药酒密封浸泡时间越长效果越佳。

■ 芎参花酒治褥疮

◎ 川芎 10 克,丹参 10 克,红花 10 克。上药共研末置 500 毫升 50％ 酒精中密封浸泡 1 个月以上,滤出药液备用。预防褥疮可在骨骼隆起受压处,每 2 ～ 4

小时翻身涂搽药液 1 次，3 ～ 5 分钟用滑石粉外敷。治疗褥疮早期（即瘀血红润期）每日涂搽药液 4 ～ 6 次。对水疱或者局部皮肤已溃烂（即褥疮期），在其周围每日涂搽药液 6 ～ 8 次，保持疮面清洁，同时用棉圈保护疮面，防止局部再次受压。功能主治：祛瘀活血，行气通络。主治褥疮。

■ 红花当归酒治褥疮

◎ 红花 30 克，当归尾 30 克。上两药浸入 1000 毫升 50% 酒精中，浸泡 1 个月滤取清液备用。用法：用红花酒少许涂于受压部位，用大小鱼际肌在受压部位由轻至重环形按摩 3 ～ 5 分钟，再辅以滑石粉或爽身粉按摩，每日 4 ～ 6 次。功能主治：活血祛瘀，通络止痛，消散瘀肿。主治褥疮。

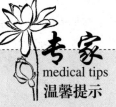

专家 medical tips 温馨提示　　为预防褥疮发生，应对患者采取切实可行的预防措施，具体来说，应做到"三勤一早"：即勤翻身、勤按摩、勤换尿布及早发现。患者的床铺要清洁、平整、干燥、无渣屑，被褥、衣裤要常换洗；常用温水擦身，皮肤受浸渍的部位用温水洗净擦干后，涂油及扑滑石粉等吸潮并减少摩擦。此外，对于长期卧床患者增加营养很重要，因为营养不良可使全身抵抗力降低，是发生褥疮的重要因素之一。药疗同时再配合食疗，如给予高蛋白、高维生素的饮食，以增强患者的抵抗力和组织修复能力，从而加速疮口的愈合。

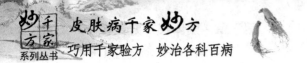
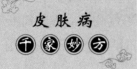

烧 烫 伤

烧伤，除日常所见的水、火烫伤外，又有化学烧伤、放射性烧伤、电击烧伤。烧伤后的最基本措施是消除热源致伤和急救处理。

如果烧伤面积不大，又不是在寒冷的季节，采用冷水持续冲洗或浸泡烧（烫）伤部位，水温以 15 ～ 20℃为宜，减少创面污染。不要用有色的红汞、甲紫等药物涂烧伤创面，以免影响对烧伤深度的观察和判断，也不要将牙膏、油膏等油性物质涂于烧伤创面，以减少创面污染的机会，避免增加就医时处理的困难。若出现水疱应保留，不要将疱皮撕去，同时用干净的毛巾、被单等包敷，免得去医院途中被污染。烧伤主要以局部治疗为主，中医治疗以清热解毒、敛疮生肌为原则。

■ 分期处理治烧伤

◎ 初期：创面清洁后，用清凉膏、万花油外搽；或地榆、大黄各等份，研末，麻油调敷；也可用虎地酊（虎杖、地榆各 100 克，加入 70％酒精 250 毫升，浸取药液）喷洒创面，2 ～ 4 小时 1 次，12 ～ 24 小时结痂，以后每日 3 ～ 4 次。

◎ 中期：创面有感染者，用黄连膏、红油膏、生肌玉红膏外敷；渗液多时，可选用 2％黄连液、2％黄柏液或银花甘草液湿敷。

◎ 后期：腐脱生新时，用生肌白玉膏掺生肌散外敷；瘢痕疙瘩形成者，用黑布膏药外敷。

■ 分度处理治烧伤

◎ 一度：局部皮肤潮红、灼热、疼痛者，可搽黄油膏或老鼠油（即将刚出生的老鼠浸入豆油或麻油中制成）；亦可外搽石灰乳剂，制法：将生石灰与水搅混，澄清后取上清液，加入麻油、冰片少许即成。

◎ 二度：局部皮肤潮红、肿胀、起疱，疼痛剧烈，或不甚疼痛、基底苍白湿润者，宜用生理盐水清洗创面，刺破水疱，放出积液（如水疱较大，则要将水疱剪去），再取黄柏、大黄、地榆各等量，用豆油煎至药焦枯，去渣，将医用纱布浸药液外敷创面，并用绷带包扎固定。亦可外搽虎地酊、四季青乳剂。

◎ 三度：皮肤同皮革样无弹性，创面焦黄或色黑如炭，疼痛消失者，应保持创面干燥，外用脱痂药如东方 1 号软膏、水火烫伤膏外敷。对面积较大的焦痂，最好到医院手术切痂，并进行植皮，可缩短疗程，减少瘢痕，减轻伤残程度。

■ 复方侧柏炭油膏治烧伤

◎ 药用侧柏叶、桃竹笋芒壳（外壳）各适量，按 2：1 的比例配方，烧存性为末，过 120 目筛，装瓶备用。临用时用芝麻油调成油膏状。创面用生理盐水及过氧化氢溶液清创，用消毒棉签涂刷药膏，每天 3～4 次，以保持创面湿润为度，暴露创面；有水疱者用消毒针刺破，如创面有干燥结痂应去除。适当配用有效抗生素、激素及支持疗法，一般 5～7 天痊愈，不留瘢痕。

■ 复方烫伤膏治烧伤

◎ 取白芷 150 克，紫草 150 克，金银花 150 克，蜂蜡 150 克，冰片 7.5 克，麻油 2500 毫升。将前 3 味药研末，先后加入烧开的麻油中炸枯，过滤去渣，加入蜂蜡溶化，最后加入冰片搅匀，冷却即成。先以生理盐水或 0.1％苯扎溴铵溶液清洗创面，有水疱者可用无菌空针抽吸渗液，然后于暴露部位涂以烫伤膏，无法暴露的部位则敷烫伤膏纱布，再覆以无菌纱布，外用绷带或胶布固定。每天或隔天换药 1 次。

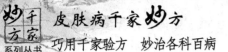
■ 桃花散治烧伤

◎ 大黄（粗末）1 份，陈石灰（研细去杂质）2 份，真麻油适量。先将陈石灰放锅内炒热，再加入大黄，不断搅拌，待石灰炒成桃仁色，大黄炒成黑灰色时，出锅，放冷。筛去大黄不用，即得桃花散，放瓷瓶密封备用。用时用麻油调桃花散如糊状，以消毒棉签蘸药涂患处，有水疱者剪去疱壁再涂药，每天涂 3～7 次。

■ 全蝎膏治烧伤

◎ 全蝎 10 只，蜈蚣 6 条，轻粉 6 克，炉甘石粉 20 克，琥珀末 10 克，冰片 5 克，凡士林 500 克。将凡士林溶化，入全蝎、蜈蚣煎熬，至冒出白烟为度，过滤去渣；待温后，再加入研细之轻粉、炉甘石、琥珀和冰片，搅拌均匀，冷却即成。用法：先用生理盐水冲洗创面，再将全蝎膏摊布于庆大霉素纱条上，敷贴患处，隔日换药 1 次。适用于烧灼伤后所致顽固性溃疡。

■ 烧伤疮疡膏治烧伤

◎ 取黄芪 30 克，当归 30 克，白芷 10 克，生大黄 10 克，金银花 30 克，黄芩 30 克。入麻油 1500 毫升中浸 1 周后，用慢火煎熬约 1 小时，离火，过滤去渣，将油再入锅中加黄蜡 360 克，慢火融化，待其冷却凝固后收贮备用。用法：烧伤创面用 0.1％苯扎溴铵液冲洗，然后外涂烧伤疮疡膏，用薄层消毒纱布包扎，每天换药 1 次，直到愈合。

■ 烫伤油纱布治烧伤

◎ 取地榆 30 克，紫草 40 克，儿茶 15 克，生大黄 30 克，乳香 15 克，黄柏 40 克，白芷 30 克，将诸药用麻油 750 毫升浸泡 1 小时后，再用文火煎熬，油滚后持续 1 小时并慢慢搅拌，至药物焦黄后（以白芷为标本），用双层脱脂纱布过滤；取药液加入黄蜡 40 克溶解，待药滴液成珠即可。治疗方法：视创面大小，将脱脂纱布剪成方块，会阴部可剪成洞巾状，浸入药油，消毒后备用。使用时，创面常规清创，尔后敷油纱布 2～3 层，每天换药 1 次。无渗液时隔天换药 1 次，至痊愈为止。

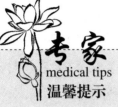

专家

medical tips

温馨提示

　　对一度烧烫伤，应立即将伤处浸在凉水中进行"冷却治疗"，它有降温、减轻余热损伤、减轻肿胀、止痛、防止起疱等作用，如有冰抉，把冰决敷于伤处效果更佳。"冷却"30 分钟左右就能完全止痛。随后用鸡蛋清或万花油或烫伤膏涂于烫伤部位，这样只需 3～5 天便可自愈。应当注意，这种"冷却治疗"在烧烫伤后要立即进行，如过了 5 分钟后才浸泡在冷水中，则只能起止痛作用，不能保证不起水疱，因为这 5 分钟内烧烫的余热还继续损伤肌肤。对三度烧烫伤者，应立即用清洁的被单或衣服简单包扎，避免污染和再次损伤，创伤面不要涂搭药物，保持清洁，迅速送医院治疗。

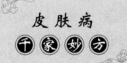

皮肤病

千家妙方

皮　肤　癌

　　皮肤癌是最常见的癌症之一。皮肤癌属中医学"翻花疮""黑疗""石疗""恶疮"等病之范畴。皮肤癌因位置表浅，容易早期发现、早期诊断、

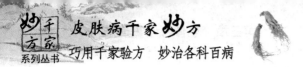

早期治疗,预后良好,治疗后 5 年生存率在 95% 左右。中医治疗皮肤癌多以外治为主,内治可按疮疡治法以清热毒、祛湿毒为基本治则。这里介绍几则中医外治方药。

■ 扶正抗癌方治皮肤癌

◎ 当归 15 克,党参 15 克,金银花 15 克,陈皮 15 克,紫荆皮 15 克,牡蛎 30 克,黑木耳 30 克,黄药子 30 克,川贝母 12 克,儿茶 15 克,夏枯草 60 克,半枝莲 60 克,水煎服,每日 1 剂,并随证加减。用于恶性黑色素瘤等皮肤癌症。

■ 菊藻丸治皮肤癌

◎ 菊花、海藻、三棱、莪术、党参、黄芪、金银花、山豆根、山慈菇、漏芦、黄连各 100 克,蚤休、马蔺子各 1 克,制马子、制蜈蚣各 50 克,紫草 25 克,熟大黄 15 克,共研细末。再用紫石英 1000 克,煅红后置入 2000 毫升黄醋水中,冷却后将紫石英过滤,以滤出蜡液和制药末,制丸梧桐子大。每次服 25 ～ 30 粒,每口 2 ～ 3 次,饭后 1 小时温开水送服。禁食刺激食物。

■ 皮癌净治皮肤癌

◎ 红砒 50 克,指甲 2 克,头发 5 克,大枣(去核)70 克,碱发白面 170 克。制法:将红砒研末,头发剪碎,指甲切细。三药混匀,放入大枣内,外用碱发面包裹如元宵样。再将包好的药丸放在木炭火中烧烤,火力不宜过大,经常翻转,力求受火均匀。煅成的药丸,当松脆如炭,以此研成细粉过筛,分装密封,备用。用法:若肿瘤破溃,分泌物多者,可用药粉直接撒在瘤体表面;若瘤体表面干燥,用香油调敷,每日换药 1 ～ 2 次。

注意:①将药涂在整个瘤体包括根部;②不要涂在正常组织上;③涂药后流出的分泌物应及时清除;④瘤体过大时可分区分批涂药;⑤用药初期,如红肿疼痛严重时,可减少用药次数。

■ 五烟丹治皮肤癌

◎ 药用胆矾、丹砂、雄黄、白矾、磁石各 30 克，将药物研碎后，置大砂锅内，上面覆盖瓷碗，以熟石膏调成糊剂封固，再用黄沙掩埋（仅露出碗底）。将锅置炭火上，先文后武，煅烧 72 小时，取锅内药研成粉剂。外用，撒于癌肿创面，或用药线蘸药插入癌体。总有效率达 100%。

■ 白矾散治皮肤癌

◎ 白矾 30 克，煅石膏 20 克，黄柏粉 10 克，黄升丹 10 克，共研为细末，以熟菜油调敷患处，每日 2 次。据载：治皮肤分化型鳞状上皮癌有良效。

■ 白梅散治皮肤癌

◎ 药用煅入中白、大梅片以 6：2 的比例研末制成粉剂，以药粉撒敷创面，外敷红霉素软膏纱布，每日换药 1 次。临床验证，对皮肤鳞状上皮癌有效。

■ 三虫膏治皮肤癌

◎ 鲜马陆、鲜斑蝥、埋葬虫（又叫锤甲虫）各 20 克，共捣烂；再取皂角刺 20 克，硫黄 30 克，红砒 15 克，冰片 15 克，麝香 5 克共研细末，与前述三虫混合研匀，备用。每用适量外敷癌肿上，上面敷盖纱布，周围正常组织用胶布紧贴保护。

■ 茯苓拔毒散治皮肤癌

◎ 药用茯苓、雄黄、矾石各等份，共研细粉，过 7 号筛，混匀备用。使用时患处常规消毒后外敷散药即可，每日 1～2 次。患处出血较多者，可撒少许三七粉。或敷本品感到干痛时，可用熟麻油调制成软膏外敷。外敷茯苓毒散的同时，可同时用连翘、金银花各 50 克，浓煎代茶饮，每日 1 剂。适用于溃疡性黑色素瘤。

■ 珍珠生肌散治皮肤癌溃疡难敛

◎ 溃疡难敛，久不收口者，可用珍珠粉 10 克，生肌散 20 克，象皮末（代）20 克，五倍子粉 20 克，黄柏末 20 克，青黛 20 克，白矾 20 克，混匀过筛，每次用适量外敷患处，每日 1 次。

专家
medical tips
温馨提示

治疗皮肤癌外用药很多，如水银、明矾、牙硝、轻粉、西月石、红娘子、千足虫、蓖麻仁（油）、全蝎、蜈蚣、陈石灰、烟叶粉、樟丹、乳香、血竭、紫草根、农吉利、生商陆根、马钱子、水蛭、穿山甲、土鳖虫、大黄、松香、洋金花粉、蟾酥等。其中有相当一部分药物为有毒的祛腐生新药，只可外用，不能内服。对那些腐蚀性较强、容易损害健康的皮肤组织的药物，应用时应注意保护正常皮肤。

第四章
臀部及外阴部常见皮肤病

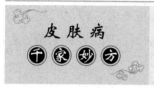

阴　痒

　　阴部瘙痒不堪，甚至痒痛难忍，或伴有带下增多等证，称为阴痒，也称阴门瘙痒。阴是指阴部，包括外阴、阴道、肛周及股阴，以外阴为多。痒是一个自觉症状，常伴有带下异常。故阴痒一证与带下病常同时兼见，故应互参。阴痒是一个症状，很多全身性、局部性的疾病均可发生阴痒。

　　中医学认为，妇女外阴及阴中瘙痒，多因脾虚湿盛，郁久化热，湿热蕴结，注于下焦；或忧思郁怒，肝郁生热，挟湿下注；或因外阴不洁，久坐湿地，病虫乘虚侵袭所致；或年老体弱，肝肾阴虚，精血亏耗，血虚生风化燥，而致外阴干涩作痒。临床以湿热为患最多见。症见外阴瘙痒难忍，带下量多而腥臭，外阴湿润，局部或有渗出物，胸闷心烦纳减，治宜清热利湿，方用萆薢渗湿汤或龙胆泻肝汤；肝肾阴虚者，症见外阴干涩瘙痒难忍，或有灼热感，甚至五心烦热，头晕目眩，腰酸耳鸣等，治宜滋阴泻火，祛风止痒，方用知柏地黄汤加味。局部可用蛇床子、川椒、白矾、苦参、百部、生艾叶、杏仁，水煎熏洗。《妇人大全良方》主张内服龙胆泻肝丸、逍遥散，外以桃仁研膏和雄黄末，或鸡肝纳阴中以杀其虫。

■ 治硬化性苔藓（硬萎）致阴痒方

◎ 当归、苦参、蛇床子、菟丝子、地肤子、苍耳子、白蒺藜、补骨脂、紫荆皮、淫羊藿、皂角刺各 10 克，水煎去渣，熏洗外阴，每日 1～2 次。

◎ 中药霜剂涂抹，每日 1～2 次。消斑霜 1 号：补骨脂、生狼毒、淫羊藿、白鲜皮、蛇床子、徐长卿、薄荷各等份，用酒精浸出液，回收浓缩后制成霜剂，用于外阴无破溃皲裂者。消斑霜 2 号：1 号方去薄荷，加 0.01% 泼尼松粉，用于对 1 号消斑霜过敏者。消斑霜 3 号：1 号方去狼毒、薄荷，加白花蛇舌草、七枝黄花，用于局部有感染、破溃、皲裂者。

■ 治外阴白斑致阴痒方

◎ 60% 酒精 500 毫升，浸入射干 100 克，1 周后湿敷外阴，每天 2 次。

◎ 中药软膏局部涂抹，每日 1～2 次。治白膏 1 号：血竭、马齿苋、生蒲黄、樟丹、延胡索、白矾各等份，共研细末，凡士林或甘油适量调制成软膏，用于外阴白色病变无破溃者。治白膏 2 号：血竭、生蒲黄、樟丹、蛤粉、白芷、铜绿各等份，制成软膏，用于应用 1 号膏症状好转，或有反应，或局部痛痒及皲裂破溃者。

■ 治外阴湿疹致阴痒方

◎ 内服龙胆泻肝丸，每次 6 克，每日 2 次；或二妙丸，每次 9 克，每日 2 次。

◎ 马鞭草、王不留行、赤芍、白鲜皮、黄柏、苦参各 15 克，川椒 10 克，水煎取汁 500 毫升，再加入冰片 5 克，搅溶。趁热先熏后坐浴，每日 1 次，10 次为 1 个疗程。外阴破溃者去川椒。

◎ 祛毒汤熏洗：药用蒲公英、生侧柏叶、苦参、朴硝、苍术、地榆、防风、黄柏、赤芍各 15 克，五倍子、川椒、生甘草各 10 克。水煎取汁 500 毫升，先熏后洗，每日 2～3 次。多用于疮面较新鲜，分泌物不多者。

◎ 外搽方药：40% 紫草油（紫草 40 克，麻油 100 毫升，同入锅炸枯，去渣即成）

外搽患处，能凉血、润燥、止痒。

◎ 青黛散（青黛 60 克，石膏 120 克，滑石 120 克，黄柏 60 克，研细末，和匀）干扑或用麻油调敷患处，对湿疹阴痒无渗液者疗效较好。

◎ 铜绿散（五倍子、白矾各 9 克，乳香、铜绿各 6 克，轻粉 3 克，共研极细末）外扑患处，能燥湿、收敛、祛风、止痒。

◎ 青马散：药用青黛 30 克，马齿苋（焙干研末）120 克，共和匀。用香油调涂患处，对湿疹阴痒无渗液者疗效较好。

■ 治非特异性外阴炎致阴痒方

◎ 药用茵陈 30 克，蒲公英 30 克，地肤子 30 克，紫花地丁 15 克，冰片（药汁煎成时兑入）5 克。煎取药液 1 升，先熏后洗浴外阴，每日 1 次，10 日为 1 个疗程。

■ 治真菌性外阴炎致阴痒方

◎ 可用 2%～4% 的苏打水清洗外阴，每次 100 毫升，每日 2 次，用消毒纱布蘸洗。中药用蛇床子散熏洗方：蛇床子 15 克，花椒 15 克，白矾 15 克，百部 15 克，苦参 15 克，水煎，趁热先熏后洗，每日早、晚各 1 次，10 次为 1 个疗程。

■ 治非特异性阴道炎致阴痒方

◎ 苍术、百部、蛇床子、荆芥、黄柏、苦参、连翘各 10 克，白矾 5 克，土槿皮 15 克。浓煎成 250 毫升，对已婚妇女可用注射器或阴道冲洗器冲洗阴道，每日 1 剂，6 次为 1 个疗程。

◎ 蛇床子 30 克，五倍子 10 克，白矾 10 克，雄黄 3 克，水煎取汁150～200 毫升，用法同前。

◎ 苦参 40 克，薏苡仁 30 克，土茯苓 30 克，黄柏 15 克，金银花 15 克，鹤虱 15 克，甘草梢 15 克，苍术 15 克，萆薢 10 克，白芷 10 克，蝉蜕 4 克，水煎取汁 500～1000 毫升。每日 1 剂，先熏后洗，每日 2～3 次。

■ 治滴虫阴道炎致阴痒方

◎ 灭滴止痒汤熏洗：苦参、百部、蛇床子、地肤子、白鲜皮各 20 克，石榴皮、黄柏、紫槿皮、白矾各 15 克，加水 2000 ～ 2500 毫升，煮沸 10 分钟，用干净纱布滤去药渣，将药液放入干净盆内，熏洗外阴。每日 2 次，每次熏洗 15 ～ 30 分钟，每日 1 剂，连用 7 日为 1 个疗程。

◎ 苦参蛇床汤阴道冲洗：苦参、蛇床子各 50 克，加水 500 毫升，文火煎煮浓缩至 250 毫升，冷却后加入食醋 10 毫升，混匀冲洗阴道，每日 1 次，7 日为 1 个疗程。

◎ 灭滴栓阴道上药：苦参 70 克，鲜桃树叶、鲜柳树叶、贯众各 50 克，蛇床子 100 克。上药加水 500 毫升煎煮 2 次，过滤去渣，再浓缩至 80 毫升。做 14 个大棉球用线扎紧，并留线头 10 ～ 15 厘米，经高压消毒后浸入浓缩液中泡吸药液，即成灭滴栓。每晚睡前阴道内上药，次日清晨取出，连续 14 日为 1 个疗程。

■ 治念珠菌性阴道炎致阴痒方

念珠菌性阴道炎是妇科常见难治性疾病，多见于孕妇、糖尿病患者、绝经后曾用过较大剂量雌激素者及大量使用抗生素或肾上腺皮质激素的妇女。在消除病因的基础上，可采用下列外治法。

◎ 梧桐叶 100 克，苦参 30 克，蛇床子 15 克，龙胆草 30 克，黄柏 15 克，芒硝 10 克，共研细末，加甘油适量调匀涂外阴和塞入阴道内，每日早、晚各 1 次，连用 7 日；也可用消毒纱布或棉球蘸药后塞入阴道内，每日换药 1 次，7 日为 1 个疗程。

◎ 乌梅 30 克，槟榔 30 克，大蒜 15 克，石榴皮 15 克，川椒 10 克，研末，装入 0 号胶囊内，每晚睡前塞入阴道内，每日 1 粒，7 日为 1 个疗程。

◎ 如痒甚且外阴阴道溃疡流水者，可用中成药锡类散涂撒患处，每日 2 次。

■ 治阿米巴阴道炎致阴痒方

除积极进行病原治疗外，可用下列外治法：

◎ 苦楝根 30 克，百部 30 克，射干 30 克，水煎，熏洗或冲洗阴道，每日 1 剂，7 日为 1 个疗程。

◎ 白头翁 100 克，千里光 100 克，鱼腥草 100 克，金银花 30 克，加水 1000 毫升，煮沸 10 分钟后熏洗外阴，每日 1 剂，连用 7 ～ 10 天。

■ 治阴道嗜血杆菌阴道炎致阴痒方

◎ 当机体抵抗力低下或阴道正常酸碱值遭到破坏时，即可发病而致阴痒。外治可用芒硝参柏煎：芒硝、苦参、黄柏、川椒、蛇床子、石榴皮各 15 克，加水 1500 毫升，煎至 1000 毫升，去渣，温度适宜时坐浴，每次 15 ～ 20 分钟，每日 1 ～ 2 次，每日 1 剂，可连用 3 ～ 6 剂。

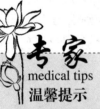

专家 medical tips 温馨提示

外阴瘙痒，关键是预防。要注意经期卫生，行经期间勤换月经垫；要保持外阴清洁、干爽，不用热水烫洗，不用肥皂擦洗；要禁止不洁性行为，提倡淋浴，尽量不共用浴盆、毛巾；忌乱用、滥用药物，忌搔抓及局部摩擦；发作时忌酒及辛辣食物，不吃海鲜等极易引起过敏的药物；不穿紧身兜裆裤，内裤须宽松、透气，以棉织品为宜。对已发作或反复的外阴瘙痒，应到医院做病原检查；久治不愈者还应查一查血糖。

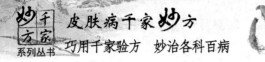
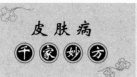

皮肤病
千家妙方

阴虱

　　阴虱病属于"第二代性病"，是由阴虱叮刺引起的瘙痒性皮肤病，因为阴虱寄生于阴毛处，可因不洁而混乱的性行为传播，故亦为性病之一种。

　　中医亦早有"阴虱"的记载，《外科正宗》说："阴虱又名八脚虫也"；《类证治裁》载有"阴毛生虱"之证治。阴虱病近年来流行于美国和西欧，我国的一些地区也相继发现了阴虱病病人。阴虱是体外寄生虫，以吸入血而生存，同时放出有毒的唾液，叮刺及毒液均可引起瘙痒性皮炎。皮肤被阴虱叮咬后可出现红色皮疹，剧烈瘙痒，常因搔抓引起抓痕，继发湿疹或毛囊炎等化脓感染；少数病人在股内侧或躯干处还可见蚕豆或指头大小的青灰色或淡青色的青斑，不痒，压之不褪色。仔细检查，往往可在毛囊处找到阴虱，毛干处可找到铁锈色虱卵。对阴虱的预防主要是搞好个人卫生，发现阴虱应及时治疗，对于其性伴侣应同时给予检查和治疗。

■ 洁尔阴原液治阴虱瘙痒

　　◎ 阴虱的治疗主要是外治疗法。治疗前最好剃净阴毛并烧毁，内衣衬裤要煮沸或熨汤。先用温肥皂水清洗阴部，待干后用棉球蘸洁尔阴原液直接涂患处，并反复揉搓5～6分钟，同时保持一定温度，每日反复进行3～4次。

■ 百部煎治阴虱瘙痒

　　◎ 百部30克，蛇床子、苦参、千里光、大风子、黄柏、土茯苓、白鲜皮各20克，加水2000毫升，煎至1000毫升，趁热先熏后洗，每日1次，每次20～30分钟，每日1剂。局部外搽10%～20%硫黄软膏，每日3～5次。

■ 优力肤霜剂或软膏剂外涂治阴虱瘙痒

◎ 10% 优力肤霜剂或软膏剂，外涂 1 周后治愈率达 95.7%。

■ 百部酊治阴虱瘙痒

◎ 百部 250 克，切片，浸泡于 75% 酒精 500 毫升中，浸 24～48 小时，即可外涂患处，每日 3～5 次。

■ 治阴虱剧烈瘙痒方

◎ 瘙痒剧烈者，可用中药苦参 30 克，百部 30 克，地肤子 30 克，艾叶 30 克，川椒 10 克，水煎外洗。每日 2 次，每次 30 分钟。

■ 治阴虱搔抓后局部感染方

◎ 有皮肤感染者，可用中药野菊花 20 克，蒲公英 30 克，黄柏 30 克，百部 30 克，地榆 30 克，水煎外洗，每日 2 次，每次 30 分钟。

■ 治阴虱合并湿疹方

◎ 合并有湿疹的患者，可用中药苦参 30 克，朴硝 30 克，白鲜皮 30 克，黄柏 30 克，鹤虱 30 克。水煎外洗，每日 2 次，每次 30 分钟。

■ 止痒酊配合硫黄樟脑软膏治阴虱瘙痒

◎ 用止痒酊液（百部、蛇床子各 100 克，加 75% 酒精 800 毫升，浸泡 24 小时，滤过备用）配合硫黄樟脑软膏（硫黄 20 克，樟脑 3 克，凡士林 100 克，调匀备用）涂搽有良效。用法：每天早晚在阴毛区、会阴、肛周及有阴虱处反复轻涂止痒酊液，干后在患处薄涂硫黄樟脑软膏，轻轻揉擦多次，力求均匀无遗漏，连用 7 天。此外，可供选用的还有 25% 苯甲酸苄酯乳剂、10% 丙体 666 霜剂和 5%～10% 氧化氨基汞（白降汞）软膏，继发感染还可加用抗生素。注意：夫妻同治非常重要。

■ 百部酒精浸液治阴虱瘙痒

◎ 25% ～ 50% 的百部酒精浸液,每日外搽 2 次,连续 3 天,再用温米醋涂搽,以破坏阴虱卵与阴毛之间的黏着物,可使阴虱卵易被除去。涂药期间禁止性生活,最好夫妻同治。

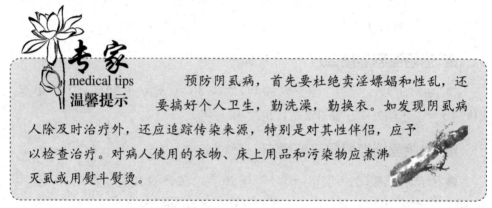

专家
medical tips
温馨提示

　　预防阴虱病,首先要杜绝卖淫嫖娼和性乱,还要搞好个人卫生,勤洗澡,勤换衣。如发现阴虱病人除及时治疗外,还应追踪传染来源,特别是对其性伴侣,应予以检查治疗。对病人使用的衣物、床上用品和污染物应煮沸灭虱或用熨斗熨烫。

皮肤病
千家妙方

生殖器疱疹

　　生殖器疱疹是一种常见的下生殖道性传播疾病,其致病原 85% 由 Ⅱ 型单纯疱疹病毒（HXV-Ⅱ）引起,由 Ⅰ 型单纯疱疹病毒引起者仅占 10% 左右。生殖器疱疹主要通过性器官接触传染,病人和无症状的带病毒者是主要的传染源。生殖器疱疹的主要临床表现是:①发病前后发热、头痛、全身不适,在骶 2 ～ 5 节段神经出现感觉异常;②在生殖器及肛门周围发生丘疹,可变成小水疱,破溃、糜烂形成溃疡,伴有疼痛;③如原发性皮损消退后,又反复多次发生,对诊断复发性生殖器疱疹有意义。

生殖器疱疹属中医学"热疮""大燎疱""阴疮"的范畴。在治疗方面，本病以病毒感染为主要特征，而中药在抗病毒上具有较好优势，另外，中药在提高细胞免疫，加强机体的非特异性免疫方面的作用，应给予足够重视。

■ 风热外袭型治疗精方

◎ 板蓝根 20 克，大青叶 15 克，薏苡仁 30 克，土茯苓 20 克，柴胡 10 克，白花蛇舌草 20 克，黄柏 12 克，甘草 5 克。每天 1 剂，水煎服。功效：疏风解表，清热解毒。用于疱疹初起，小水疱成簇发作，瘙痒，伴头痛，发热，乏力，口干口渴，小便黄赤等全身症状，舌尖红，苔薄黄，脉浮数者。(《实用皮肤病性病验方精选》)

■ 肝经湿热型治疗精方

◎ 龙胆草 9 克，黄芩 9 克，生栀子 9 克，生地黄 9 克，泽泻 9 克，木通 9 克，板蓝根 12 克，车前子 9 克，生大黄（后下）6 克，生甘草 6 克。水煎服，每日 1 剂。功效：清热利湿解毒。用于疱疹破溃，形成溃疡，疱浆呈脓样，局部灼热，疼痛明显。或伴有烦躁，咽干口苦，小便短赤，大便干结，舌质红，苔薄黄或黄腻，脉弦滑数者。(《性病自查自治》)

■ 柴胡芪苓汤治复发性生殖器疱疹

◎ 柴胡 12 克，北黄芪 15 克，土茯苓 15 克，知母 10 克，黄柏 10 克，熟地黄 12 克，泽泻 12 克，赤芍 12 克，薏苡仁 30 克，虎杖 12 克，甘草 5 克。每天 1 剂，水煎服。本方养阴清热，扶正祛邪，用于治疗复发性生殖器疱疹。(《实用皮肤病性病验方精选》)

■ 紫草四味煎防生殖器疱疹复发

◎ 紫草 12 克，板蓝根 30 克，连翘 30 克，生薏苡仁 30 克。煎汤，每周服 2～3

次。本方清热解毒,利湿化浊。可用于预防生殖器疱疹复发。(《现代中医皮肤病学》)

■ 中药熏洗治生殖器疱疹

◎ 成药可用肤阴洁或洁尔阴溶液外洗患处。中药外洗常选用大黄、马齿苋、野菊花、板蓝根、千里光、苦参、蒲公英、败酱草、龙胆草、土茯苓、木贼草、山豆根、细辛、白矾等药物,任选其中 3～5 种,煎汤外洗。(《百病外治 500 问》)

◎ 黄柏 12 克,狼毒 10 克,白矾 10 克,地肤子 10 克,冰片 5 克,透骨草 15 克,水煎外洗,每日 2 次。

◎ 药用苦参、马齿苋、蒲公英、败酱草各 60 克,大黄、龙胆草、土茯苓各 30 克,水煎取汁,每天早、晚坐浴 2 次,每次 20 分钟,7 日为 1 个疗程。

■ 双黄连粉针剂湿敷治生殖器疱疹

◎ 取双黄连粉针剂,用生理盐水或蒸馏水配成 1% 的溶液,在局部持续湿敷,每天至少湿敷 2～4 小时;因工作或其他原因,无法采用湿敷法的患者,应至少每日搽药 8～10 次。用双黄连粉针 1 支溶于液状石蜡 10 毫升中,每日外涂 3～4 次,亦可。

■ 四黄膏治生殖器疱疹

◎ 四黄膏简便易行,药用黄柏 30 克,黄连、大黄、黄芩各 20 克,金银花、大青叶各 15 克,将上药研细后混匀,加医用凡士林 250 克调匀,备用。每次将药膏均匀涂抹在皮损处,每日 2～3 次。有条件者,涂药后辅以氦氖激光器或红外线灯照射 5～10 分钟则疗效更佳。

■ 珠黄散治生殖器疱疹

◎ 用珠黄散(煅珍珠 5 克,黄柏 10 克,青黛 10 克,雄黄 10 克,儿茶 5 克,冰片 1 克,共研细末)局部外敷,治生殖器疱疹有良效。

在临床上，孕妇的诱发型生殖器疱疹，应注意以局部外用药治疗为主，可用5％阿昔洛韦（无环鸟苷）软膏与珠黄散交替外敷，每天各1次，连用1周，具有良好的抗病毒及促进愈合的作用。对某些顽固性复发病例可在服用中药的同时在病灶周围注入0.1毫升干扰素，每周3次，连用2周。在临床症状消失后仍应注意局部情况，可用鱼腥草、苦参各60克煎汤坐浴，并根据体质状况选用知柏地黄丸、黄芪口服液内服，连续服用15～30天，以巩固疗效。

■ 熏洗加外敷治生殖器疱疹

◎ 取板蓝根10克，马齿苋10克，蛇床子10克，五倍子10克，煎水熏洗。再外撒珍珠散（珍珠粉、煅龙骨、煅石膏、煅石决明、煅白石脂、冰片、麝香）。（《中医皮肤科临床手册》）

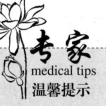

专家 medical tips 温馨提示

避免不洁性交及不正当的性关系，活动性生殖器疱疹患者绝对禁止与任何人发生性关系；治疗期间禁行房事，必要时配偶亦要进行检查；对局部损害的护理，应注意保持清洁和干燥，防止继发感染；治愈后，要注意预防感冒、受凉、劳累等诱发因素，以避免或减少复发。

皮肤病 千家妙方　传染性软疣

传染性软疣是由传染性软疣病毒引起的一种以皮肤损害为主的表皮性传染性疾病。传染性软疣的潜伏期为 2～7 周,目前认为它是性病的一种,理由是皮损多在生殖器部位,而同性恋者的皮损多在肛门周围;在性伴侣之间发病率较高;常伴发其他性病,本病在老年人中少见。

传染性软疣初起为米粒大小的半球形丘疹,以后逐渐增至豆大,丘疹中心凹陷如脐窝,表面呈蜡样光泽的灰白色或珍珠色,挑破后可挤出白色乳酪样物质,称之为软疣小体。而皮疹数目多少不等,或少数散在或多数聚集,但互不融合。成人多发生于腹部、耻骨部位、生殖器及大腿内侧出现典型皮损。自觉瘙痒,搔抓后继发细菌感染,皮疹一般经过 6～9 个月可消,但也有持续 3～4 年者,皮疹愈后不留瘢痕。

传染性软疣俗称"水猴子",中医称为"鼠乳"。一般数目少好治,数目多时难以治疗。若患者有其他性病,应一同治疗,并治疗其性伴侣。

■ 谢氏消疣方治传染性软疣

◎ 生地黄、板蓝根、牡丹皮、赤芍、桃仁、三棱、莪术、僵蚕、金银花、干蟾皮、地肤子、苦参各 9 克,红花 6 克,甘草 4.5 克。水煎服,每日 1 剂。药渣加水 800 毫升,煎取汁 500 毫升,加明矾 9 克,用纱布蘸药液搽洗患处,每日 1 次,每次约 20 分钟。适用于传染性软疣、尖锐湿疣、寻常疣、扁平疣等风湿热毒搏于肌肤之症。

按:本方为谢秋声老中医的经验方。疣多由于风湿热毒搏于肌肤,腠理闭塞,气血运行不畅,邪毒与瘀互结所致。故本方立足于散风解毒、清热利湿、祛瘀散结。方中生地黄、牡丹皮、赤芍、桃仁、红花、三棱、莪术清热凉血、破瘀散结；板蓝根、金银花清热解毒；僵蚕疏风通络散结；干蟾皮、地肤子、苦参、甘草利湿解毒，清热散结。诸药合用热清、湿除、瘀化、风散、结消，则疣脱病愈。

■ 药酊治传染性软疣

◎ 取雄黄少许，掺入白酒中，涂于疣体表面。每日 1 次，连用 5 天。

◎ 百部酊：百部 30 克，放入 100 毫升 75% 酒精中浸泡 1 周后，用其液涂于疣体表面。每日 2 次，连用 10 天。

◎ 红花 30 克，补骨脂 10 克，干姜 10 克，吴茱萸 15 克，樟脑 10 克，生半夏 30 克；用 1000 毫升 75% 酒精浸泡 1 周，滤渣后即可外用于患处。每日 2 次，连用 10 天。

■ 马齿苋治传染性软疣

◎ 马齿苋 30 克，苍术 10 克，蜂房 10 克，苦参 10 克，雄黄 10 克；水煎液待温，搽洗患处。这种方法适宜于皮损泛发有瘙痒者，或继发湿疹者。

◎ 马齿苋 30 克，蒲公英 30 克，水煎洗浴患处。每日 1 次，每次 20 分钟。

■ 鸦胆子治传染性软疣

◎ 鸦胆子 40 克，连壳打碎，然后装瓶，加水 80 毫升，煮沸，取液 40 毫升。用时以棉签点于疣体上。据临床观察，用 100% 鸦胆子液治疗传染性软疣具有疗效较好，简单易行，无不良反应之特点。涂约 3 天后，软疣即萎缩，随之脱落，愈后不留瘢痕。可暂时遗留色素沉着，不久即消失。

■ 木贼草治传染性软疣

◎ 木贼草、大青叶、香附、千里光、马齿苋、红花各 30 克，每天 1 剂，煎汤熏洗患处。

■ 百雄膏治传染性软疣

◎ 百部 5 份，乌梅、白矾、大黄各 1 份，雄黄 2 份。将上药共研为细末，用适量香醋调成软膏备用。单个软疣采取点涂法，范围较疣体大，厚 2 ～ 3 毫米，以胶布覆盖固定；对群体存在的软疣以本品广泛覆布，外用塑料纸或油纸遮盖。3 天换药 1 次，经 3 ～ 12 天治疗的患者大多可愈。

■ 消疣酊治传染性软疣

◎ 药用乌梅、鸦胆子、大风子仁、苦参、槟榔、大黄、丹参、紫草、苍术、香附、薏苡仁等按等量比例置于大磨口瓶中，加入适量 75% 酒精，密封。冬天100 天、夏天 40 天，启封滤液备用。每天将上药点涂于疣体 3 ～ 5 次，直至脱落。

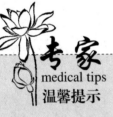

专家
medical tips
温馨提示　　　防治传染性软疣，要注意杜绝不洁性交和其他性乱；洗澡勿用搓澡巾搓澡，以免损伤皮肤，引起病毒的感染；患病后衣服要煮沸消毒。

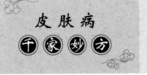皮肤病
千家妙方　　　　尖　锐　湿　疣　

生殖器疣是人乳头瘤病毒感染引起的常见的性传播性疾病，又称为尖锐湿

疣。生殖器疣在中医学中称之为"臊瘊""千日疮"。目前其发病率正呈现升高的趋势，我国有些地区发病数占全部性病者的20%～31%。生殖器疣的治疗方法可分为三类，即化学疗法、外科疗法和免疫疗法。尖锐湿疣生于体表，中药外治能直达病所，经临床验证的诸方药也确有良效。

■ 中药熏洗治尖锐湿疣

◎ 药用木贼草、香附、乌梅、红花、大青叶、千里光、黄柏各30克，每日1剂，煎水外洗患处。

◎ 艾叶、大黄、蛇床子、苍术、板蓝根、黄柏、徐长卿、马齿苋各20克，明矾15克。每日1剂，煎水，先热熏患处，待凉后，再用干净纱布蘸药液搽洗疣体，每日2次。

◎ 百部12克，白蒺藜30克，苦参、蛇床子、黄柏、苍术、地肤子、五倍子、芒硝各15克，白矾、花椒、木贼各10克。加水4000毫升，武火煎沸后再煎30分钟，去渣，将药液坐浴熏洗，每日2～3次。

◎ 苦参、蛇床子、百部、木贼草、板蓝根、土茯苓各50克，桃仁、明矾各30克，川椒10克。水煎2次，浓缩取汁1000毫升，先熏后洗患处，每次30分钟，每日1剂，7天为1个疗程。

■ 中药湿敷治尖锐湿疣

◎ 明矾500克，加水1000毫升，煎后去渣，湿敷患处15～20分钟，每天2～3次，10天为1个疗程。同时内服龙胆泻肝汤，每日1剂。

◎ 苦参50克，山豆根、木贼草各20克，桃仁15克，牡丹皮12克，三棱、莪术各30克。布包浸20分钟后，煎30分钟，用药熏蒸，继以湿敷患处8分钟，反复3次。每天熏蒸2次。

◎ 苦参50克，山豆根、木贼各20克，桃仁15克，牡丹皮12克，三棱、莪术各30克。上药布包浸20分钟后，再煎30分钟，将药液趁热熏患处，每日

2 次；再将适温之药包湿敷患处 8 分钟，反复 3 次。此外，可用明矾 500 克，加水 1000 毫升，煎后去渣，用消毒纱布浸药液湿敷患处，每次 15 ～ 20 分钟，每日 2 ～ 3 次。

■ 中药坐浴治尖锐湿疣

◎ 取白花蛇舌草、土茯苓各 60 克，苦参、香附、木贼草、生薏苡仁各 30 克，加水 3000 毫升，煎 40 分钟，取汁先熏洗后坐浴至凉为止，每日 1 剂，早、晚各 1 次（第二次用药时重新煎沸 20 分钟）。对属阴道湿疣者，将药液 150 毫升浓煎至 50 毫升，用消毒棉球蘸药液搽洗阴道，后用带线棉球浸药液放入阴道内，2 小时后取出。肛门湿疣治疗法相同。

■ 中药外搽剂治尖锐湿疣

◎ 克疣搽剂：取鸦胆子油 5 毫升，独头蒜汁 15 毫升，麻油 10 毫升，冰片 6 克，混合搅拌均匀后备用。涂搽患处，每天 3 ～ 4 次，7 天为 1 个疗程。

◎ 疣灵搽剂：板蓝根、苦参、生香附、木贼草、露蜂房各 250 克，共置容器内，加水 5 升，煎 1 小时至药液 2 升，加陈醋 500 毫升。每瓶装 50 毫升，避光备用。先用干棉签将患处擦干，局部用 0.1% 苯扎溴铵消毒，再用棉签蘸药液外搽患处，每日 3 ～ 5 次，2 周为 1 个疗程。

◎ 湿疣膏：黄柏、苦参各 30 克，马齿苋 45 克，大风子、白果仁各 10 克，苦杏仁、川椒各 5 克。水煎成稀糊状，再加入轻粉 1.5 克，调匀。中药汤剂熏洗后，局部涂敷本品。

◎ 湿疣方：蛇床子 40 克，硼砂、川椒、血竭、蜈蚣各 30 克，黄柏 60 克，雄黄、明矾、轻粉各 20 克，冰片 15 克。上药研末过筛，经高温消毒后，每次取适量药面用醋调成糊状涂敷患处，并在涂药时，用手轻轻地揉搓局部 5 ～ 6 分钟，使局部产生麻、赘、痛等感觉。每日 1 ～ 2 次，10 日为 1 个疗程。

■ 中药涂敷治尖锐湿疣

◎ 木贼草膏：木贼草 200 克，水煎后滤出液，再加热成糊状，将纱布条在药液中浸泡 2 天后，取出敷于患处，每天最少用 3 次，疗程 3 ～ 4 周。适用于疣体大小不超过豆粒者，超过豆粒大可先做切除或电灼后再用。

◎ 消疣糊剂：金钱草 150 克，木贼草 100 克，三棱 60 克，败酱草 80 克，第一二煎均加水 1500 毫升，分别过滤取液 250 毫升和 200 毫升。将二煎药液共浓缩至 200 毫升，加糯米粉 20 克，碱 30 克，苯酚（石炭酸）1 毫升，95% 酒精 200 毫升，浸 7 天成糊状，涂敷患处，每日 2 ～ 3 次，7 天为 1 个疗程。

◎ 加味二妙散：药用苍术、黄柏各 12 克，土槿皮、百部、白鲜皮、紫草、雄黄、狼毒各 10 克，鸦胆子、生马钱子各 5 克。上药共研为细末，加凡士林调成糊状，局部涂敷，每天 1 次，连用 7 天。

■ 坐浴搓擦法治尖锐湿疣

◎ 取板蓝根（或大青叶）、马齿苋、土茯苓、败酱草各 20 ～ 30 克，苦参、蛇床子、白鲜皮各 10 ～ 15 克，共放入 2 升冷水中浸 20 ～ 30 分钟，煮沸 15 ～ 20 分钟，去药渣，温度适宜时坐浴 20 ～ 30 分钟，中间可再次加热。同时以手指缠纱布或小毛巾，搓擦病灶，以有轻微疼痛感为度。每日 2 次，5 天为 1 个疗程。

■ 中药粉散剂治尖锐湿疣

◎ 炒黄柏、青黛、滑石各等份，研成极细粉末，直接涂撒于尖锐湿疣局部。

◎ 取黄芪、黄柏、苦参、木通、薏苡仁各 15 克，研细过筛，直接将药粉用竹板敷于患处，轻轻用力摩擦使药粉与患处贴紧。每次用药 0.5 ～ 1.0 克，每日 2 ～ 3 次，10 日为 1 个疗程。

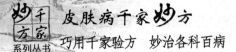

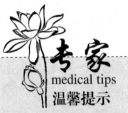

专家
medical tips
温馨提示

　　尖锐湿疣患者在治疗期间应禁止性生活。尖锐湿疣患者尤其是在疣体未完全消退时应禁止性交，以防加重病情、尖锐湿疣扩散或传染给其他人。若经治疗，尖锐湿疣损害消退后月余，尖锐湿疣无复发且无新发损害者性交时，应使用避孕套预防传染，并控制性生活频度。治疗期间患者要注意休息。特别要注意精神放松，避免过度紧张、疲劳；避免劳累；注意加强营养，多食富含蛋白质和维生素类食物。尖锐湿疣患者的生活用品，特别是内衣裤、毛巾、盆等应单独使用，并做好消毒处理，以防传染。

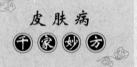

皮肤病
千家妙方

梅　毒

　　梅毒是苍白螺旋体通过性接触而引起的一种全身性慢性传染病。梅毒主要通过皮肤黏膜直接接触传染，占获得性梅毒的 95%，这其中因性接触传染占皮肤黏膜直接接触传染率的 95%～98%。

　　现代习惯把一期梅毒和二期梅毒称为早期梅毒。一期梅毒的典型症状是硬下疳，又称梅毒初疮。梅毒螺旋体进入人体后，经过 2～4 周的潜伏期，即在外阴部发生红斑、浸润、结节、很快破损，形成无痛无痒的溃疡，基底和周边都比较硬，同时伴有腹股沟淋巴结肿大。男性病人多发生于龟头、冠状沟，女性病人多发生于大小阴唇、阴蒂及子宫颈等处，亦有发生于唇、舌、乳房等处者。由于自觉症状较轻，患者常常忽视。因此，需要提醒的是：有婚外性交史或嫖娼史或配偶感染史者，一旦发现外生殖器任何部位的皮损，均应到医院作暗视野显微镜检查和梅毒血清试验，以便早诊断，早治疗。

二期梅毒多从硬下疳出现后的 4～12 周转入。表现为多形性皮疹，常对称分布于躯干和四肢近端屈侧皮肤，红色或紫红色，皮疹表现光滑或附有鳞屑，不痒不痛，全身淋巴结稍肿大，但无压痛；有些病人于外生殖器或肛门周围出现表现湿润的扁平湿疣；有的出现头发不规则脱落为虫蛀样，称梅毒性脱发；也有些病人有梅毒性关节炎、骨髓炎等症状。

我国 1505 年在广东首先发现和记述梅毒病例，当时民间称为"广疮"，以后统称为"梅毒"。梅毒属中医学"霉疮""杨梅疮"的范畴，为经典性病，目前占性传播疾病第 4 位。中医对梅毒的病因、病理的认识，其核心部分是"毒"。梅毒的发病是由房事不洁，性接触传染，以及性外传染，感受淫毒、疫毒所犯，蕴热化火，内伤脏腑，外攻肌肤所致。梅毒如果能做到早发现、早诊断、早治疗，疗效是很好的。梅毒的治疗，自 1943 年美国人首先使用毒霉素以来，至今仍是临床上最理想的药物。梅毒的治疗原则：应明确诊断，及早治疗，剂量足够，疗程规则，疗程后应定期观察，传染源及性伴侣应同时检查治疗。

■ 下疳主治方治早期梅毒

◎ 龙胆草 10 克，连翘 15 克，生地黄 15 克，泽泻 10 克，车前子 15 克，黄芩 10 克，土茯苓 30 克，甘草 3 克。大便秘结加大黄 6～9 克，淋巴结肿大加夏枯草 15～30 克。每日 1 剂，水煎，分 2 次服。适用于一期梅毒硬下疳，如阴部下疳，患处红肿、糜烂、溃疡、小便赤涩、大便干结、口干口苦、舌质淡红苔黄腻，脉滑数，证属肝经湿毒者。（明・陈实功《外科正宗》治下疳主治方）

■ 土茯苓合剂治梅毒下疳初起

◎ 土茯苓 60 克，金银花 20 克，威灵仙 10 克，白鲜皮 10 克，苍耳子 10 克，甘草 6 克。每日 1 剂，水煎，分 2 次服。功效：清热利湿解毒。用于下疳初起，如赤豆坚硬或焮肿，破后溃疡内翻，色紫红，疮口凹陷，腐鼻不堪，久不收口，可伴发热、头痛、烦躁、口干、咽痛，舌质红、苔黄，脉濡数。临床经验证明用土茯苓合剂治下疳初起有良效，并适用于已经用足量西药而梅毒血清阳性固定不变者。（《中西医结合性病治疗学》）

■ 杨梅一剂散治梅毒下疳

◎ 麻黄 3 克，金银花 10 克，防风 10 克，威灵仙 10 克，姜活 10 克，皂角刺 10 克，白芷 6 克，蝉蜕 5 克，穿山甲 10 克，大黄 6 克。每日 1 剂，水煎，分 2 次服。倘伴有咽喉红而干者可加牛蒡子 10 克，马勃 10 克；杨梅疮色淡，时隐时现者，加生黄芪 30 克，玄参 10 克。本方选自清代祁广生的《外科大成》，功能清泄肺脾，解毒消疮。适用于一、二期梅毒下疳见于非生殖器部位者，如发于手指、口唇、乳房等处，杨梅疮小而干，体质状实，有发热、恶寒、大便燥结者。（《中西医结合性病治疗学》）

■ 七贴方治梅毒

◎ 防风、金银花、皂角刺、蝉蜕（去头、足）、连翘、白鲜皮、五加皮、荆芥、穿山甲（炒）各 3 克，生地黄、木瓜（去心，忌铁）、僵蚕（炒）各 4.5 克，皂荚子 7 个，薏苡仁 9 克，土茯苓 120 克。制法：用水 1000 毫升，煎至 500 毫升，去滓。用法：食后约 1 小时分 2 次温服。功能：祛风解毒，利湿消肿。主治：梅毒。注意：治疗期间忌牛、羊、茶、酒、醋、房事。（《景岳全书》卷六十四）

■ 二苓化毒汤治梅毒肤烂疼痛

◎ 白茯苓30克，土茯苓60克，金银花60克，当归30克，紫草30克，生甘草6克。制法：用水、酒各半煎，去滓，温服。10剂为1个疗程。功能：化毒利水。主治：梅毒，遍体皆烂，疼痛非常。（傅青主《青囊秘诀》）

■ 二生汤治梅毒黄水泛滥

◎ 生黄芪90克，土茯苓90克，生甘草9克。制法：水煎，去滓，温服。据称：连服4剂，疮渐红活；再服4剂，疮尽干燥；又服4剂痊愈。功能：补气托里，解毒祛湿。主治：梅毒，遍身生疮，黄水泛滥，臭腐不堪。（《辨证录》卷十三）

■ 乙字化毒丸治梅毒筋骨疼痛

◎ 牛黄、丁香、牙皂各1.5克，琥珀（须择体坚燥者用之）、郁金、生生乳各3克，朱砂、雄黄、月月红、白鲜皮、乳香、穿山甲各4.5克，制大黄6克，僵蚕12克。制法：上为细末，用神曲末15克打稠糊，入药捣匀为丸，如梧桐子大，另研朱砂为衣。用法：每晚空腹服9丸，人参汤送服；炒米汤亦可。兼用煎剂调理，病去药减，如余邪未尽，药不可撤。主治：梅毒结于肝胆二经，筋骨疼痛，转侧艰难，手不能举，足不能步，或颈项发块破烂。禁忌：百日内不能大劳大怒。（《疮疡经验全书》卷六）

■ 人参芪苓汤治梅毒

◎ 土茯苓120克，人参0.3克，土黄芪9克（如无，以黄芪代之）。制法：以水1500毫升，煎汤当茶。用法：时时饮啜。功能：益气健脾，除湿解毒。主治：梅毒。（《疡医大全》卷三十四）

■ 九龙丹治梅毒初发

◎ 儿茶、血竭、乳香、没药、巴豆（不去油）、木香各等份。制法：上为末，

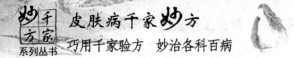
生蜜调成一块，瓷盒盛之，临时旋丸，如寒豆大。用法：每次 9 丸，空腹热酒送服，1 日 1 次。大便行四五次，再吃稀粥。功能：行气化瘀，攻毒通便。主治：鱼口、便毒、骑马痈、横痃等初起未成脓者；或梅毒初发，遍身见红点者；或阳物肿痛破烂者。禁忌：孕妇忌服。（《外科正宗》卷三）

■ 三黄败毒散治梅毒

◎ 升麻、当归尾、川芎、生地黄、赤芍药、白粉葛、黄芩各 3 克，黄连、黄柏、连翘、防风各 2.4 克，羌活、金银花、甘草节各 1.5 克，蝉蜕 2 个。制法：上锉片。水煎汤，去滓。用法：每日分二次温服。功能：清热化湿，活血解毒。主治：杨梅疮，并一切疮毒。（《扶寿精方》）

■ 土茯苓汤治梅毒结毒

◎ 土茯苓（竹刀去皮）1000 克，雄猪油（铜刀切碎）120 克，没药 6 克。制法：初次用水 1750 毫升，煮取 1000 毫升；二次用水 1000 毫升，煮取 500 毫升；三次用水 500 毫升，煮取 250 毫升；共 1750 毫升，去滓并油，将汤共盛瓷钵内露一宿。用法：次日分 3 次温服。功能：祛湿解毒，活血化瘀。主治：梅毒结毒。禁忌：忌茶、酒、油、盐、酱、醋、鸡、鱼、鹅、鸭、海味等物。只吃大米饭、蒸糕、饮开水，余物一切不可用。（《洞天奥旨》卷十六）

■ 土茯苓酒治梅毒结毒

◎ 土茯苓 240 克，乳香 9 克。制法：用初出大瓷壶一把，以可容烧酒 7500 毫升为度；盛酒，与土茯苓、乳香，隔水煮一昼夜取出，坐地上二三日出火毒。用法：早、晚任意饮之。功能：利湿解毒，活血止痛。主治：梅毒结毒，遍及肢体，毒流筋骨，昼夜疼痛，肉腐骨朽。（《疡科选粹》卷六）

■ 解毒至宝神丹治梅毒结毒

◎ 人参、三七（微火焙）各6克，滑石9克，珍珠（生用）、真血琥珀各1.2克，生甘草（晒燥）3克。制法：上药各研极细末，和匀。用法：每次0.6克，加至0.9～1.2克；人小者0.3克，加至0.6克，用草薢9克，煎汤调。功能：清热解毒。主治：梅毒结毒。（《冯氏锦囊·外科》卷十九）

■ 土萆薢汤治梅毒

◎ 土萆薢（即土茯苓）60～90克。制法：以水600毫升，煎取400毫升，去滓。用法：不拘时候，徐徐服之。若患久或服攻击之剂致伤脾胃气血，以此一味为主，外加对症之药，无不神效。功能：祛湿解毒。主治：梅毒。（《景岳全书》卷六十四）

■ 梅毒速愈丸治梅毒

◎ 血竭花9克，大蜈蚣1条，轻粉6克，全蝎3克，山蜂房9克，槐花12克，僵蚕4个，大枣120克。用法：前7药共为细末。大枣煮熟，用罗搽去皮核，将药面合在一起为丸，每丸重6克，每晨服1丸，服后用生石膏210克煎水漱口。另用金银花250克、土茯苓250克，共为细末，每次9克，每日3次，服后以解轻粉之毒，不再复发。功效主治：解毒，活血，散结。主治梅毒。（《河北省中医中药集锦》）

■ 大解毒汤治梅毒发疮

◎ 土茯苓、川芎、通草、忍冬、茯苓各27克，大黄3.6克。制法：以水300毫升，煮取200毫升，去滓。用法：温服，每日1剂，煎服2次。功能：利湿解毒。主治：梅毒发疮，骨节疼痛，下疳腐烂，不问新久难愈者。（《名家方选》）

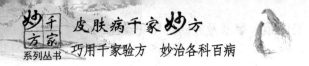

■ 中西医结合治早期梅毒

◎ 土茯苓 60 克，马齿苋 60 克，忍冬藤 30 克，半枝莲 30 克，黄柏 30 克，滑石 30 克，萆薢 15 克，苦参 15 克，生甘草 6 克。每日 1 剂，水煎服，15 天为 1 个疗程。同时配合西药治疗，一、二期患者给予苄星青霉素每侧臀部各 120 万单位 / 次，每周 1 次肌内注射共 2 次；二期复发梅毒则用 3 次。对青霉素过敏者改用红霉素或四环素，每日 2 克，口服，连用 15 天。治疗结果：分别于治疗后 4 周复查，血清不加热试验（USR）均转为阴性。（《陕西中医学院学报》1991 年第 2 期）

■ 七神散治咽喉梅毒

◎ 黄柏（蜜涂，炙 9 次，研末）3 克，僵蚕（新瓦焙燥，为末）3 克，孩儿茶（研末）1.5 克，制乳香 1.5 克，制没药 1.5 克，冰片 1.5 克，人中白（煅末）3 克。制法：上为极细末。用法：吹患处。功能：清热解毒，散结利咽。主治：梅毒在咽喉者。（《外科证治全书》卷四）

■ 三黄三白酒治梅毒侵及筋骨

◎ 黄柏 6 克，黄芩 6 克，车前子 6 克，独活 6 克，丁香 6 克，红娘子 6 克，山甲珠 6 克，皂角刺 6 克，川黄连 6 克，龙衣（蛇蜕）6 克，鹤虱 6 克，生地黄 12 克，土茯苓 30 克，白花蛇 30 克，地骨皮 30 克，牛蒡子 9 克，木通 9 克，白芷 9 克，大黄 9 克，天花粉 9 克，黑、白丑各 18 克，大风子肉 12 克，斑蝥（去头、足）21 克，蜈蚣（去头、足）2 条。用法：先将斑蝥、红娘子以糯米少许同炒至米黄为度，去米不用，拣取斑蝥、红娘子。白花蛇去鳞，合上药共研为细末，用酒 1000 毫升，浸药 15 天备用。服法：每日 2 次，每次 30 毫升，早晚分服。适用于患梅毒未根治，毒侵筋骨，周身骨节疼痛者。（《皮肤病性病独特秘方绝招》）

■ 芎归二术汤治梅毒

◎ 白术、苍术、川芎、当归、人参、茯苓、薏苡仁、皂角刺、厚朴、防风、木瓜、木通、穿山甲（炒）、独活各 3 克，金银花 6 克，甘草 6 克，猪精油 60 毫升，土茯苓 15 克。加水 900 毫升，煎至一半，据病服之。功效：清热解毒，益气养血，祛风除湿，舒筋活络。主治：梅毒，已成未成，筋骨疼痛，步履艰难，及梅毒溃后腐肉臭败，不能生肌收敛者。（《外科正宗》）

■ 梅毒外治秘验精方选

验方 1　白杏膏

◎ 轻粉 3 克,杏仁(去皮)7 个。制法：共捣烂。用法：将疮去痂，先抹猪胆汁，后涂药。功能：败毒祛腐。主治：梅毒。（《古今医鉴》卷十五）

验方 2　紫草油

◎ 紫草 20 克，黄连 10 克，黄芩 10 克，地榆 10 克，野菊花 10 克，蒲公英 10 克，苍术 5 克，土茯苓 15 克，植物油 500 毫升，油用文火烧热，将药倒入煎至黄色（不可熬焦），滤去药渣装瓶备用。用法是将纱布浸药油敷疮面，上盖纱布包扎，每日换药 1 次。该药有消炎、干燥疮面、促进表皮生长的功效，可用于硬下疳的外用治疗。（《华东六省皮肤科学术会议论文汇编》）

验方 3　地龙粉霜丹

◎ 粉霜（为轻粉的精制品）6 克，蚯蚓粪（火焙干）30 克，百草霜 9 克，轻粉 6 克，黄丹（飞过）9 克，生甘草 6 克，冰片 6 克，黄柏（炒）9 克，胡粉 6 克。制法：上药共研为细末。用法：撒患处。功能：拔毒敛疮，泻火燥湿。主治：翻花杨梅疮。（《洞天奥旨》卷十）

验方 4　红粉

◎ 水银、白矾、火硝各 33 克，朱砂 10 克。制法：以锅煨热取起，入白矾，一沸；见清，入硝，一沸；见清，入朱砂，一沸；见定则取出研末，入锅内，下水银，盖碗，封打如法。下疳，嚼细茶罨三次，次掺之即愈；杨梅喉疳，用新笔蘸粉点之即愈；杨梅粉毒，用麻油 120 毫升，黄蜡 30 克融化成膏，离火候温,入红花3克搅匀。用法:绵纸摊贴,一日一换。功能:攻毒杀虫,祛腐生新。主治:一切顽疮,杨梅、喉疳、下疳。(《外科大成》卷一)

验方5　虾蟆散

◎ 硫黄9克,胡椒6克,癞蛤蟆1个。制法:上药前二味研为细末,取药末纳入癞蛤蟆(眼红腹无八字纹者宜用)口内,用线将口捆紧,外用黄泥包裹,入炭火中烧之,俟泥团红透取出,用大碗盖住候冷去泥。取蛤蟆磨为细末,忌铁器,调真小磨麻油。用法:用干净鸭翎蘸敷患处。候疮出毒水,数日毒尽而愈。功能:助阳化毒,消肿散结。主治:梅毒。(《验方新编》卷十一)

验方6　珠粉散

◎ 轻粉3克,珍珠0.6克,天竺黄1.8克。制法:上为细末。用法:将疮面用槐条煎汤洗净后,搽药。即愈。功能:清热化毒,祛腐生肌。主治:梅毒。(《古今医鉴》卷十五)

验方7　琼花膏

◎ 闹羊花根皮45克,五加皮、归身各60克,威灵仙30克,防风、荆芥、玄参、天花粉各45克,甘草30克。制法:用麻油1500毫升,浸煎如法,用铅粉收膏,退火毒七日,摊于布或纸上。用法:贴患处。功能:疏风祛湿,舒筋止痛。主治:梅毒结毒,筋骨疼痛。(《外科大成》卷四)

验方8　紫砂生肌散

◎ 朱砂12克(入铜勺内,安火上,上盖红炭数块,炙朱砂紫色为度),轻粉6克,冰片0.6克。制法:上为细末。用法:每次用少许,撒于患处,以琼花膏盖之。功能:解毒生肌。主治:梅毒。按:如疮收至小孔而不收者,每药末加象皮(用陈壁土炒研)末0.3克。(《外科大成》卷四)

验方9　紫霞丹

◎ 胆矾6克,铜绿6克,杏仁9克,黄升药9克,银朱6克,轻粉9克,生石膏21克。制法:上药研为极细末,研至无声为度。用法:撒患处。功能:

清热攻毒，化腐生肌。主治：梅毒，肛门破烂。（《内外验方秘传》）

验方 10　神仙碧玉膏

◎ 轻粉、铅粉各 30 克，白蜡 15 克，乳香、没药各 9 克，樟脑 6 克。用法：用猪油 150 克，同白蜡共熬化，入瓷碗内，加上药，水内炖 1 小时，摊贴成膏，贴患处。功效主治：解毒祛腐，生肌止痛。治梅毒，溃烂臭秽，疼痛不敛。（《外科正宗》）

验方 11　杨梅疮熏法

◎ 好艾叶 500 克，雄黄、黄丹各 30 克，松香 120 克，苍术 250 克。后四味为末，入艾拌匀，用黄纸做成药筒 15 厘米长，以为点燃一端，将烟熏疮口，待筒烟烧过一半去筒，用水银膏贴之，次日又洗又熏之，半个月有效，如重 20 天有效。（《证治准绳》）

■ 梅毒食疗秘验精方选

验方 1　土茯苓糕

◎ 土茯苓（去粗皮，为细末）500 克，白蜜 500 克，糯米粉 500 克。制法：上药和匀，蒸糕。用法：食糕，并以茯苓煎汤服，当茶点吃。每日 2 ～ 3 次，不拘量食。功能：利湿解毒。主治：梅毒。禁忌：不可饮茶水或以茶水送服。（《万病回春》卷八）

验方 2　将军丸

◎ 公猪肉丝 180 克，净轻粉 12 克，麻油 360 毫升。先将公猪肉剁成烂泥，再把净轻粉研成细末如面，然后把轻粉与肉泥和匀，揉搓成绿豆大小的丸，放入麻油内炸至黄色为止。成人每次服 7 丸，晨起空腹时白开水送服。小儿 1 － 9 岁，每次 3 ～ 4 丸；10 － 15 岁，每服 5 丸，均为每日 1 次。10 天为 1 个疗程。临床报道，用此方治疗早期梅毒只需半个疗程，晚期 1 个疗程。共治 120 例，全部治愈，康氏反应全部转阴。（《实用中西医结合泌尿男科学》郑文兴经验方）

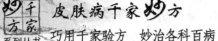

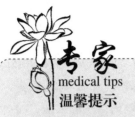

注意生活细节，防止传染他人。早期梅毒患者有较强的传染性，晚期梅毒虽然传染性逐渐减小，但也要小心进行防护。自己的内裤、毛巾及时单独清洗，煮沸消毒，不与他人同盆而浴。发生硬下疳或外阴、肛周扁平湿疣时，可以使用清热解毒、除湿杀虫的中草药煎水熏洗坐浴。早期梅毒患者要求禁止房事，患病2年以上者也应该尽量避免性生活，发生性接触时必须使用避孕套。如果患者未婚，那么待梅毒治愈后方允许结婚。二期梅毒发生时会出现全身反应，此时需要卧床休息。患病期间注意营养，增强免疫力。患病期间不宜妊娠。如果患者发生妊娠，治疗要尽早开始。是否保留胎儿，应根据孕妇的意愿执行。

皮肤病
千家妙方

淋　病

　　淋病是由淋病双球菌引起的泌尿道生殖器官黏膜的炎症性疾病，是目前世界上发病率最高的性传播疾病。属中医学"淋证""淋浊""膏淋""赤白浊""毒淋""花柳毒淋"的范畴。中医学认为是淫乱染毒或房劳淫欲过度，肾阴耗损，阴虚生热，湿热、湿毒下注所致。

　　人类是淋病双球菌的唯一天然宿主，该菌主要侵袭黏膜组织，并引起炎症性反应。因为男性尿道、女性尿道及宫颈黏膜为单层柱状上皮，淋病双球菌容易入侵，并可沿黏膜上行感染扩散，引起黏膜广泛充血、水肿及产生分泌物。故排尿时出现尿频、尿痛及终末血尿的症状。尿道及宫颈分泌物初起为稀薄浆液性，以后变为脓性。当淋病双球菌进入尿道腺体或陷窝开口被阻塞，分泌物不能外溢形成脓肿，继而形成慢性淋病的潜在灶。若为女性，感染未及时控制，可上行至宫腔及输卵管，引起急性子宫内膜炎、急性输卵管炎、盆腔炎等，最终因慢性纤维化、组织粘连、瘢痕形成而导致输卵管部分或全部梗阻，引发输卵管积水、不孕症、宫外孕、盆腔粘连等疾病。此外，性行为方式的不同，如肛交还可引起肛门、直肠感染；口交则引起咽部感染。

淋病在中医临床上可分为湿热下注症、湿热瘀阻症及肾气虚弱等3型。

湿热下注症者，即早期无合并症的淋病。发病急，尿道肿胀，尿道口红肿，有黄色脓液流出，尿频，尿急，尿痛，妇女白带骤增，脓样腥臭，外阴奇痒。可伴有发热、局部淋巴结肿大、饮食不香、舌红、苔黄腻、脉弦数。治宜清热利湿，解毒通淋。

湿热瘀阻症者，即病程超过1个月以上的慢性淋病，脓尿减少，但小便涩痛，小腹胀痛，严重者尿道狭窄、输精管梗塞。伴心烦口渴，渴不欲饮，失眠多梦，头晕头痛，舌暗红或有瘀斑，苔黄腻，脉沉细滑或细涩。治宜清热利湿，活血化瘀。

肾气虚弱症者，病程较长，晨起排尿有隐痛，或有白色分泌物，伴有腰酸腿软，会阴部或少腹部冷痛憋胀，头晕耳鸣，疲乏无力，不孕不育，手足不温，失眠多梦，阳痿不举。舌红少苔或舌淡苔白，脉细数或沉细。治宜温补肾阳，化瘀利湿。

■ 立效散治淋病

◎ 瞿麦穗30克，生姜5片，甘草6克，连须葱头茎、灯心草各50根。将瞿麦穗、甘草共研细末，和匀，分2份，与其他3味药合煎，随时饮用。治淋病小便灼痛。（《本草纲目》）

■ 毒淋汤治淋病

◎ 金银花 18 克，海金沙 9 克，石韦 6 克，牛蒡子（炒，捣）6 克，甘草梢 6 克，生杭芍 9 克，三七（捣细）6 克，鸦胆子（去皮）30 粒。用法：上药八味，先将三七末、鸦胆子仁开水送服，再服余药所煎之汤。功效：清热，解毒，利湿。用于花柳毒淋，或兼白浊，或兼溺血。（《医学衷中参西录》上册）

■ 二鲜饮治淋病

◎ 鲜茅根（切碎）120 克，鲜藕（切片）120 克。用法：煮汁常饮之，旬日中自愈。若大便滑者，茅根宜减半，再用生山药末 30 克，调入药汁中，煮做茶汤服之。用于证属湿热而偏于热灼淋痛者。（《医学衷中参西录》）

■ 除湿消淋汤治淋病

◎ 土茯苓 30 克，鱼腥草 30 克，紫花地丁 30 克，赤芍 15 克，败酱草 30 克。水煎服，每日 1 剂。功效：清热利湿，解毒通淋。主治：淋病属湿热蕴毒型，尿道肿胀、疼痛，有较多黄色脓液从尿道口溢出，可伴有发热，局部淋巴结肿大，舌红、苔黄腻。（《常见病内治小方》）

■ 自拟消淋汤治女性淋病

◎ 龙胆草 9 克，车前子 3 克，泽泻、柴胡各 6 克，黄柏、黄芩、萆薢、土茯苓、椿根皮、墓头回各 15 克，碎米荠、六一散（布包）、鱼腥草各 30 克。每日 1 剂，水煎，头煎内服，二煎作熏洗及阴道冲洗，先采用蹲位反复进行阴道冲洗，而后卧床，抬高臀部，使药液在阴道内保留 15 分钟，7 天为 1 个疗程。加减：合并滴虫感染加用灭滴灵 0.2 克，每晚 1 次，冲洗后置入阴道内；有尿道刺激症状者加木通 15 克，车前子增至 15 克；阴虚加知母 9 克，或生地黄 15 克；瘙痒重加茵陈 15 克，苦参 9 克。结果：51 例淋病患者中，42 例 1 个疗程、8 例 2 个疗程、1 例 3 个疗程后治愈，有效率为 100%。（《妇科情报资料》1992 第 5 期）

■ 导赤银花土茯苓汤治花柳毒淋

◎ 生地黄 12 克，土茯苓 12 克，金银花 12 克，淡竹叶 10 克，木通 10 克，甘草 6 克，栀子 6 克。每日 1 剂，水煎 3 次共得煎液 600 毫升，分 3 次服完。以 5 天为 1 个疗程。加减：如发热者，加青蒿、柴胡；呕吐者加藿香、半夏；尿血者，加白茅根并重用栀子；水肿者，加车前草。主治：花柳毒淋及湿热淋证。（《成都中医学院学报》1989 年第 2 期）

■ 土茯苓汤治淋病

◎ 土茯苓 60 克，苦参、蒲公英、鱼腥草、石韦各 30 克，金银花、瞿麦、萹蓄各 15 克，车前子 10 克，甘草 10 克。尿频、尿痛较重加金钱草 30 克，滑石 20 克，败酱草 30 克，牛膝 15 克；若病程较长、倦怠乏力等气虚者加党参 15 克，黄芪 15 克，白术 10 克，茯苓 15 克，每日 1 剂，水煎，早、晚分 2 次服。12 例患者经治疗 6 ~ 30 天全部治愈。（《湖南中医杂志》1993 年第 3 期）

■ 酢浆克淋汤治淋病

◎ 酢浆草 30 ~ 45 克，金丝草、败酱草各 20 ~ 30 克，白芷 12 ~ 30 克，炒穿山甲、木通各 10 克，车前子（布包）15 克，蒲公英 30 克，甘草 3 克。加减：热毒炽盛加紫花地丁、金银花；肾阴虚加生地黄；气虚乏力加黄芪；脓多加龙胆草；血尿加白茅根、茜草；睾丸胀痛加川楝子。每日 1 剂，水煎，分 2 次服，7 剂为 1 个疗程。外洗方：鲜车前草、马齿苋、酢浆草各适量水煎，洗前阴，每日 1 ~ 2 次。临床报道，用此法共治疗 200 例，治愈 151 例，占 75.5%；好转 40 例，占 20%；无效 9 例，占 4.5%。（《新中医》1993 年第 3 期）

■ 五神汤治淋病

◎ 茯苓 10 克，车前子 15 克，金银花 15 克，牛膝 10 克，紫花地丁 20 克。用法：水煎服，每日 1 剂。功效：清热解毒，利湿通淋。主治：淋病属湿热蕴毒型，

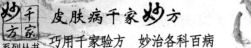

尿道肿胀、疼痛,有较多黄色脓液从尿道口溢出,可伴有发热,局部淋巴结肿大,舌红苔黄腻。(《外科真诠》)

■ 五淋散加味治疗淋病

◎ 赤茯苓 30 克,赤芍 30 克,甘草 12 克,茵陈 12 克,滑石 12 克,竹叶 9 克。每日 1 剂,水煎服。尿道炎症重者,加龙胆草、泽泻、黄柏、柴胡、金银花、蒲公英;湿热下注,气化不利,合八正散;热毒内炽,气血壅阻,加金银花、车前子、乳香、没药;久治不愈,加菟丝子、生地黄、山药、山茱萸、杜仲。共治 20 例,服 8 ～ 15 剂,症状完全解除。(《四川中医》1994 年第 10 期)

■ 治淋汤治淋病

◎ 苦参、红藤、败酱草各 30 克,黄柏、萆薢、白头翁各 15 克,赤芍、牡丹皮、木通各 10 克,甘草 5 克。小便热痛加龙胆草、栀子;血尿加生地黄、小蓟、白茅根;发热恶寒加金银花、淡竹叶、连翘;便干加大黄。水煎服,每日 1 剂,10 日为 1 个疗程。同时用蛇床子、苦参、黄柏各 30 克,白芷 20 克,明矾 15 克,煎水冲洗外阴,每日 3 次。治疗 1 ～ 3 个疗程,共治 30 例,显效 17 例,有效 10 例,无效 3 例。(《中级医刊》1995 年第 6 期)

■ 加味萆薢分清饮治淋病

◎ 萆薢 25 克,乌药 15 克,益智仁 15 克,石菖蒲 15 克,茯苓 25 克,甘草梢 15 克,丹参 30 克,金银花 100 克,连翘 20 克。每日 1 剂,早、晚水煎分服。功能:清热解毒,利湿化浊。适用于花柳毒淋属湿热蕴甚者。据临床报道,用本方治疗淋病 62 例,治愈 56 例,无效 6 例,治愈率 90.3%,时间最短 7 天,最长 15 天,平均治疗 9 天。(《吉林中医药》1990 年第 2 期)

■ 加味补中益气汤治淋病

◎ 黄芪20克，炙甘草6克，党参12克，当归9克，陈皮9克，升麻6克，柴胡6克，白术12克，桔梗9克，薏苡仁30克，蒲公英30克，土茯苓30克，苍术12克，芡实15克。水煎药服，每日1剂。功效：健脾益气，清化湿浊。治淋浊日久，脾气下陷，尿道轻微灼痒，尿内有丝状物，晨起尿道外口被少许分泌物糊住，尿后尿道疼痛，小便频数，每于劳累之后加重，头昏神疲，倦怠乏力，面色少华，纳差食少，舌质淡，薄白苔，脉细弱。(《实用中医性病学》)

■ 民间单方治淋病

验方1 车前草

◎ 每日取新鲜车前草10～20棵煎水，大量饮服，很快见效，半个月为1个疗程，一般1～2个疗程即可痊愈。

验方2 马齿苋

◎ 取马齿苋150克(鲜者加倍)。每天1剂，水煎早晚分服，连服10天为1个疗程，服1～3个疗程即可痊愈，经此方治疗淋病12例，均痊愈。

验方3 败酱草

◎ 取败酱草50克，加水2000毫升，煎30分钟，去渣，分4次内服，每6小时1次。另取败酱草100克，加水2000毫升，煎30分钟，去渣，待凉，分2次冲洗前阴，每天1剂，半个月为1个疗程，一般1～2个疗程即可痊愈。

验方4 鲜小蓟根

◎ 鲜小蓟根(洗净，锉细)30克，用水煎3～4沸，取清汤1大茶盅饮之，每日宜如此饮3次。功效：凉血止血。治花柳毒淋，兼血淋。

专家
medical tips
温馨提示

一旦患淋病，应积极治疗，否则不仅会殃及他人，也会给自身造成不孕不育之害。预防是关键，具体应做到以下几点：①病人应多休息、禁止剧烈运动及性生活、禁食刺激性食物和酗酒。②内衣内裤应煮沸灭菌。③出差、旅游最好不用公共浴巾、浴盆，不穿他人内裤，洗澡时应淋浴。④杜绝不正常的性生活。⑤发病后要彻底治疗。⑥若患病以后30天内接触过性伴侣，应劝其前来就诊。⑦患者所使用的敷料、手纸应立即焚烧。

皮肤病
千家妙方

阴囊湿疹

阴囊湿疹是夏季常见的一种阴囊皮肤病，俗称"绣球风""肾囊风"。患病的阴囊外观看起来就像是消了气的破轮胎，这主要是阴囊皮肤有很多皱褶，又具有"松、薄、敏感"的特点，如处在高温潮湿、密不透风的环境下，加上走路时双腿摩擦，就很容易产生对摩性湿疹。

阴囊湿疹呈对称性发生，常波及整个阴囊，患处奇痒，病程较长，反复发作，不易根治。急性期相当于处在"糜烂型"阶段，慢性期相当于处在"干燥型"阶段。临床表现为阴囊皮肤上出现红斑、丘疹、水疱、糜烂、渗出、结痂等多种临床表现，患者自觉灼热和瘙痒，患处常由于用力搔抓或以热水洗烫而出现急性肿胀或糜烂。本病病程较长，反复发作而使皮肤变厚、粗糙、色素沉着。阴囊湿疹的治疗，急性期多以清热利湿为主。

■ 加味二妙散治阴囊湿疹

◎ 白术、黄柏、荆芥、防风、蝉蜕各 10 克，每日 1 剂，水煎，分 2 次服。也可用三妙丸，每日 2 次，每次 6～9 克。适用于阴囊皮肤有红斑水疱，渗液较多，甚至浸淫成片，糜烂，疼痛且痒，伴有小便短赤，大便干结，口苦而腻者。

■ 苦参合剂治阴囊湿疹

◎ 苦参、黄柏各 15 克，蛇床子、金银花各 10 克，每日 1 剂，水煎，分 2 次服。适用于阴囊皮肤起疹迅速，局部皮肤潮红，有散在红疹和鳞屑出现，瘙痒难忍，伴口渴欲饮，大便不畅者。慢性期应养血润肤，常用消风散加减，也可口服当归补血丸。

■ 当归饮子治慢性阴囊湿疹

◎ 当归 10 克，熟地黄 20 克，白芍 10 克，川芎 10 克，玄参 10 克，荆芥 10 克，防风 10 克，白鲜皮 30 克，白蒺藜 10 克，生甘草 6 克。水煎服，每日 1 剂。此方滋阴养血润燥，用于阴囊皮肤皱褶变粗变深，搔破后渗出血水，夜间瘙痒剧烈。舌红，少苔，脉细滑。

■ 五子汤治阴囊湿疹

◎ 地肤子、蛇床子、苍耳子、五倍子、黄药子各 30 克。上药加清水 1500 毫升，煎沸，去渣取液备用。治疗时，将煮沸药液倒入盆内，趁热熏蒸患部，待温后外洗阴囊。每日早、晚各 1 次，每次洗 15～20 分钟，7 天为 1 个疗程。功效：疏通血脉、消肿止痛、祛湿解毒、润肤止痒。适用于阴囊湿疹。一般连用 3 个疗程即愈，效佳。

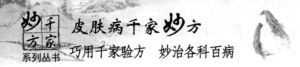

■ 二子归尾苦参煎治阴囊湿疹

◎ 蛇床子、当归尾、地肤子、苦参各15克。用法：上药用水煎沸，先熏后洗患部半小时，每日1次，每剂药液可连用2～3天。功效：清热燥湿，祛风活血。适用于慢性阴囊湿疹。证见阴囊皮肤粗糙、肥厚、干燥、脱屑、瘙痒无度。属中医学"绣球风""肾囊风"范畴。

■ 中药熏洗法治阴囊湿疹

◎ 透骨草、蛇床子、白鲜皮、艾叶各15克，水煎，外洗患处。

◎ 芒硝30克，食盐适量，倾入盆内，以沸水适量溶化，候温，浸洗患处，每天3～5次。

◎ 用威灵仙、蛇床子、土大黄、苦参各15克，砂仁壳9克，老葱头7个，水煎熏洗，每日2～3次。

◎ 苦参30克，地肤子15克，蛇床子12克，花椒10克。先将洗药加水1.5升，煎取药汁，早、晚各洗患处1次，每次15～20分钟，1剂药可连用2天。洗完后，用清洁软毛巾擦干患处，再用复方滑石粉（滑石粉15克，白矾6克，青黛9克）涂搽患处。

◎ 三叶汤熏洗：桉树叶、麻柳树叶、艾叶各100克，上药用水洗净，放锅内加水500毫升，煮沸20分钟，滤出药液备用。用时加热熏洗，每次熏洗15分钟，每日2次。

◎ 茵陈二参汤熏洗：取茵陈20克，苦参、玄参各30克，白鲜皮25克，猪苓、茯苓、生薏苡仁、黄柏、当归、明矾各10克，紫花地丁30克，六一散15克。上药研为粗末，和匀，分装为60克1袋。每次取1袋，放入沸水中浸泡10分钟，熏洗患处，每次20分钟。

注意：应用中药熏洗法时，药液温度宜低不宜高，以35℃左右为宜。

■ 中药外敷法治阴囊湿疹

◎ 杏仁 20 克，蒲公英 60 克，野菊花 15 克，煎汤待凉后湿敷，每日 2 ～ 3 次。适用于湿热下注、糜烂滋水较多之阴囊湿疹。

◎ 将青黛散与适量胡麻油调匀成糊状，敷于患处，每天换药 1 次，连续 5 ～ 7 天。适用于湿热下注之阴囊湿疹，见皮损糜烂有黄水渗出者。

◎ 取南通蛇药片 5 ～ 10 粒研为细末，用米醋调成稀糊状，外敷于患处，每天换药 1 次，连续 5 ～ 7 天。

■ 中药扑粉法治阴囊湿疹

◎ 薄荷叶 30 克，滑石粉 60 克，煅白矾 9 克，共研极细末，每天于局部熏洗后，将药粉外扑患处。

◎ 川黄柏、五倍子、青黛各等量，共研成极细粉末，瓶贮备用。若患处渗出液多，可取药粉扑敷患处；如患处干燥，可用鸡蛋黄油调和药粉涂搽。

◎ 取冰硼散适量，局部清洗后，取本品外撒患处，每日 3 ～ 5 次，连续 3 ～ 5 天。

◎ 双料喉风散也可用于治疗阴囊湿疹。用本品适量喷患处，每日 3 ～ 5 次，疗效颇佳。

◎ 取飞滑石 100 克，冰片 10 克，硼砂 15 克。将上药混匀研成细末后过筛装瓶，用时将患部用温水洗净擦干，再用棉签或棉球蘸药粉扑于患处，每日 2 ～ 3 次。

■ 枯黛散外用治阴囊湿疹

◎ 青黛 20 克，枯矾 10 克，炉甘石（用醋淬之）10 克，黄柏粉 10 克，儿茶 10 克。用法：共研细末，蓖麻子油加至 100 毫升调匀，备用。用时，先将患部洗净，取上药反复涂擦。每日 2 次。皮损部若有渗液、糜烂者，可直接取上述干药粉涂敷在患处。

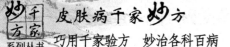

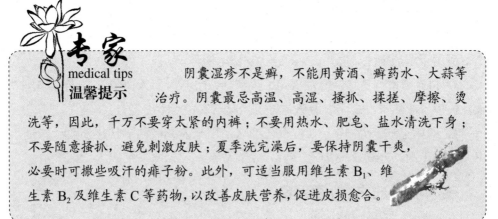

专家
medical tips
温馨提示

阴囊湿疹不是癣，不能用黄酒、癣药水、大蒜等治疗。阴囊最忌高温、高湿、搔抓、揉搓、摩擦、烫洗等，因此，千万不要穿太紧的内裤；不要用热水、肥皂、盐水清洗下身；不要随意搔抓，避免刺激皮肤；夏季洗完澡后，要保持阴囊干爽，必要时可撒些吸汗的痱子粉。此外，可适当服用维生素 B_1、维生素 B_2 及维生素 C 等药物，以改善皮肤营养，促进皮损愈合。

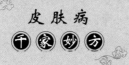 肛门湿疹与瘙痒

皮肤病
千家妙方

肛门湿疹主要表现为肛周皮肤黏膜有红肿、潮湿及增厚，较少渗液，自觉奇痒，病程较长，受到刺激后容易复发。如果用药不当，尤其是用肥皂、部分化学药品、热水烫后可使病情加重。此病一般采用非特异性脱敏疗法，如用维生素 C，在试用过程中选择 1～2 种适合自己的抗组胺制剂（如氯苯那敏等），也可选用一些不良反应较小的镇静药。目前还没有比较好的局部脱敏疗法。中医多主张用中药如苦参、土茯苓、土槿皮、蛇床子、石榴皮、生地黄、白矾等煎水坐浴治疗肛门湿疹，经验证明往往能收到满意疗效。

■ 坐浴妙方治肛门湿疹

◎ 苦参、白鲜皮、蛇床子、露蜂房各 30 克，大黄、白芷、紫草各 15 克，

五倍子 12 克，花椒 10 克，冰片、芒硝各 6 克。上药除冰片、芒硝外，水煎至 1 升，加入冰片、芒硝搅匀。坐浴 20 分钟，每日 2 次，10 天为 1 个疗程。

◎ 龙胆草、苍术、苦参、白鲜皮、地肤子、蛇床子、黄柏、马齿苋、生地黄、百部各 30 克，明矾 15 克。水煎至 1 升待温，坐浴 20 分钟，每日 2 次，10 天为 1 个疗程。

◎ 大青叶、板蓝根、马齿苋、鸡内金、丝瓜络、蜂房、苍术、乌梅各 30 克，鸦胆子 10 克，明矾 15 克。此方亦可治肛门尖锐湿疣。

◎ 取韭菜蔸、辣椒蔸各 80 克，干大蒜梗、苦楝子各 50 克。上 4 味药加水 4000 毫升，文火煎至 3000 毫升，离火待用。用时先让患者借其蒸腾之气熏肛周，待药液不烫时再坐入盆内，泡洗 10 ～ 15 分钟，早、晚各 1 次，2 天为 1 个疗程。本方既可治肛门湿疹，又可治阴囊湿疹。

■ 涂药法治急慢性湿疹

◎ 急性湿疹：用 3% 硼酸液湿敷，每次 10 分钟，每日 2 ～ 3 次。渗液减少后外搽氧化锌油或硼酸锌糊。若并发感染时用 0.1% 依沙吖啶液湿敷，外搽红霉素软膏。经验方有香油绿豆膏：取绿豆粉、香油各适量，将绿豆粉炒成黄色，凉凉后，用香油调匀，敷患处。

◎ 慢性湿疹：可根据皮损肥厚、干燥程度采用不同浓度的焦油类软膏或糊剂，常用浓度为 5% ～ 10% 煤焦油、松馏油、糖馏油等外涂；或用三石散和青黛散干搽。

■ 热烘法治肛门湿疹

◎ 药用鱼腥草、白鲜皮、苦参、紫苏叶、黄柏、紫草、大风子、苍耳子各 30 克，上药浸于 75% 酒精中数日，酒精以浸没药物为度，滤出酒精，装瓶备用。用时以药液浸湿棉垫，敷于患处，以电吹风的热风吹棉垫，每日 2 次，每次 20 分钟，

7 ～ 10 日为 1 个疗程。

◎ 用青黛膏均匀极薄地涂于皮损上，用电吹风等散热器热烘，每次约 15 分钟，每日 2 次，7 日为 1 个疗程。一般 2 ～ 3 个疗程后即可明显生效。主要适用于反复发作，病程较长，出现苔藓样变，有色素沉着者的治疗。

■ 刺血法治肛门湿疹

◎ 在耳背上、中 1/3 交界处的耳根部，可找到一根较明显的细血管，作为针刺放血点。用三棱针向耳根内侧刺，以出血为度。或在患部丛刺，然后拔火罐 10 分钟左右，以疏通经脉，调理气血，祛除湿邪。

■ 艾灸法治肛门湿疹

◎ 将艾炷放在皮损的四周，每隔 1.5 厘米放 1 炷，顺次点燃，可活血祛湿止痒。适用于慢性肛门湿疹，一般隔日灸 1 次。

■ 中药灌肠治蛲虫引起的肛门瘙痒

◎ 大蒜灌肠液：取大蒜 1 瓣（5 ～ 10 克），去皮捣汁，加温开水 50 毫升。直肠灌注，每晚 1 次。一般 3 ～ 4 次即愈。亦可用脱脂棉花蘸此汁塞入肛门。

◎ 百部灌肠液：百部、川椒各 30 克，苦参 50 克，明矾 5 克，煎取药汁 150 毫升，瓶贮备用。每晚取 30 毫升，睡前做保留灌肠，连用 5 天。

按：蛲虫病是小儿常见病，成年人也可感染。对小儿蛲虫病应积极防治，孩子要养成良好的卫生习惯。饭前、便后洗手，不吃未洗净的食物；勤剪指甲、勤洗澡、勤换衣被；纠正儿童吮手指的不良习惯。若发现小儿患了蛲虫病，应及时治疗。肛门周围可用 2% 的氧化氨基汞软膏或 10% 的氧化锌油膏涂抹止痒；驱虫可用蛲虫软膏外用或口服肠虫净；或用槟榔 30 克研细，加水 500 毫升，煎至 100 毫升，加蜂蜜适量，空腹一次服，连用 2 ～ 3 天。

■ 塞肛疗法治蛲虫引起的肛门瘙痒

◎ 明矾塞肛：临睡前取适当大小明矾1块塞入肛门，次日早晨取出。在取出之明矾块周围可见一层蛲虫汇集于上，连用数次，至虫净为止。

◎ 蛲虫粉：百部15克，苦楝皮30克，鹤虱15克，上药共研细末，装入胶囊后备用。每晚用温水洗净肛门后，将1粒胶囊纳入肛门内，保留至次日自行溶化，连续5天为1个疗程。

■ 药物外涂治蛲虫引起的肛门瘙痒

◎ 雄黄适量，用艾绒或艾叶包裹，点燃，每晚熏肛门1次。或以雄黄粉直接撒在肛门周围。或取雄黄3克加麻油、凡士林，调匀后涂于肛门周围。

◎ 大蒜头2瓣，去皮，捣烂如泥，加菜油少许调匀，每晚涂在肛门周围。或用大蒜头30克，槟榔15克，苦楝皮30克，煎汤熏洗肛门。

◎ 用好食醋适量，涂肛门外。或用棉球蘸米醋，塞入小儿肛门中留置过夜，次晨取出。

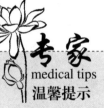

专家
medical tips
温馨提示

治疗过程中，少吃辣椒、白酒等刺激性食物。分析接触的各种物品、用具以及化学品中可能致敏的物质加以清除。在用药过程中如见局部出现红斑、瘙痒等可疑过敏性症状时，应立即停药。保持肛门部清洁卫生、避免搔抓、摩擦，忌用肥皂水浸洗和有刺激性的药物熏洗、坐浴或外敷，以免加重病情，要防止腹泻或便秘及其他诱发因素。预防肛门湿疹的方法最关键的在于养成良好的生活习惯，这样就可以从根本上消除肛门湿疹。

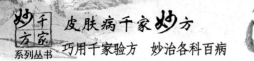

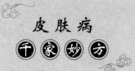

股　癣

　　股癣是某些致病真菌侵犯股阴部而引起的皮损，故俗有"阴癣"之称。患有手足癣、甲癣的患者可自身接种或通过直接接触导致传染，而性生活则为股癣的传播提供了非常有利的条件，亦可因接触患者污染的澡盆及浴巾等而引起发病。开始时为微隆起的红斑，逐渐扩大，色变暗红，中心部位可自愈，而呈环形或半环形，边缘清楚，其下缘尤为清楚，其上伴有细小鳞屑，也可见小疱疹或丘疹，自觉剧痒，常因搔抓而呈苔藓化或继发湿疹样变。股癣好发于两侧大腿内上方，继而可扩展至外阴、阴阜、会阴及肛周等处，偶可波及阴囊或阴茎根部。夏季症状加重，冬季减轻或消退。

　　一般股癣应用外用药物即可痊愈。药物有：3％克霉唑霜，2％咪康唑霜或加入 1/4 复方苯甲酸软膏或溶液，外搽患处，每日 2 ～ 3 次，连续用药 2 周以上。

■ 苦参洗剂治股癣

　　◎ 苦参 50 克，玄参 30 克，明矾 10 克，芒硝 10 克，花椒 15 克，大黄 15 克，上药煎取药汁 1000 毫升，坐浴熏洗。并以纱布蘸药液反复搽洗患处，每次 30 分钟，每日 3 次。

■ 青木香为主外洗治股癣

　　◎ 青木香 60 克，百部 30 克，苦参 10 克，地肤子 30 克，黄柏 10 克，艾叶 10 克，川椒 6 克。煎水，待温外洗，每日 1 次，每次 20 分钟，见效奇快。

■ 硫黄为主治股癣

◎ 硫黄、白矾、花椒、大黄、密陀僧各等份，共研极细末，以米醋调敷患处。

◎ 硫黄 5 克，川椒、生大黄、公丁香、密陀僧各 3 克，白矾 6 克。将上药分别研成细末，和匀后装入玻璃瓶内，再注入陈醋 150 毫升，浸泡 3 日，即可使用。用法：先将老生姜切片擦患处，待擦至有刺痛感时，再用羊毫笔蘸上述药液适量涂搽患处，每天早、晚各 1 次。

■ 中药酊剂治股癣

◎ 三黄酊：黄连 30 克，黄芩 30 克，黄柏 30 克。将上药用 75% 酒精浸 1 周，过滤后涂患处，每日 2 次。

◎ 百部蛇床子酊：百部 30 克，蛇床子 15 克。50% 酒精浸泡 3 昼夜，过滤取液外搽，每日 1 ～ 2 次。

◎ 10% 土槿皮酊：土槿皮 15 克，细辛 15 克，50% 酒精 85 毫升浸泡 7 天后，去渣取汁，外用。

◎ 复方土槿皮酊：土槿皮、黄芩各 250 克、白鲜皮、蛇床子、苦参、百部各 120 克，榆钱（榆荚）60 克。上药浸入 30% 酒精中，以药浸没为度，密封 60 小时后压榨去渣，洗净患处，涂搽该药液，每日 3 次。

■ 花蕊石散治股癣

◎ 花蕊石 30 克，西月石 10 克，白矾 20 克，滑石粉 40 克，研细和匀，外扑。适用于股癣潮湿多汗。

■ 中药大黄治股癣

◎ 大黄 50 克，凡士林 20 克。用法：药研细末，先用硼酸水清洗患处，擦干后取药粉撒敷。每日 2 次，结痂后再用凡士林调药涂敷，加纱布覆盖固定。疗效：

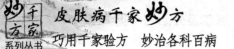
治股癣用药 3 天结痂，1 周可愈。

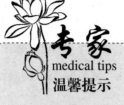

由于股阴部皮肤较为娇嫩，应避免应用刺激性大的癣药水。对面积较大的股癣特别是累及阴唇、阴茎、阴囊及肛门周围等部位时，使用外用药不方便，可以考虑口服酮康唑 0.2 克，每日 1 次，共 2 周。应做好预防，避免与有手足癣、甲癣或股癣者直接接触，不用患癣者用过而未消毒的浴盆、毛巾及衣裤等物品。

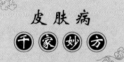

皮肤病
千家妙方

臀红（尿布皮炎）

　　小儿臀红，又叫尿布皮炎，主要发生在臀部、腹股沟及大腿内侧。开始时，孩子的臀部出现小红丘疹，时间延长，丘疹逐渐增多，很快出现小水疱或小脓疱，如不及时处理，就会出现皮肤表面糜烂，引起感染。

　　本病与中医学的"淹尻疮""猴子疳"相似。《外科启玄·淹尻疮》记载："月子乳孩绷缚手足颐下颊肢窝腿内湿热之气，常皆淹成疮"。《外科证治全书·猴子疳》记载："是证小儿多得之，从肛门或阴囊边红晕烂起，渐至皮肤。"中医认为此病系因小儿皮肤娇嫩，于尿液及粪便浸渍过久，致使肌肤淹浸而发病。一般认为，其主要原因是由于尿、粪产生刺激性物质引起，多由于尿布更换不及时，尤其是加用塑料、橡胶布、油布，使局部皮肤处于潮湿或浸渍状态；尿布洗涤不净，残留尿渍及粪便易被腐物寄生菌分解而产生氨类物质刺激皮肤，而粪便的酶类如蛋白酶和脂酶可形成刺激，同时均能使 pH 升高，也有利于尿布皮炎的发生；尿布上的染料、残存的肥皂及橡胶或塑料有时可成为刺激因素，诱发本病。

■ 京万红软膏治婴儿尿布皮炎

◎ 用温开水清洁会阴部后，用京万红软膏直接均匀地涂在患处，厚度 1 毫米，每日 2 ～ 3 次。伴腹泻者应同时治疗，并勤换尿布。

按：京万红软膏清热解毒，敛疮止痛，使用后可迅速缓解局部疼痛。同时，在病损处形成一隔离保护层，防止尿液等进一步损害皮肤，促进组织细胞的再生与修复。该法使用方便，且无毒副反应。

■ 红臀内外合治经验方

◎ 将小儿臀部用热水洗净拭干，滑黛粉（滑石、青黛按 5 ：1 比例研细合匀，瓶装备用。）外扑臀部，每换尿布时扑粉 1 次，对脓疱渗液者，以黄连 6 克煎水外洗（切勿用肥皂水洗臀部，以免刺激皮肤）。重者以金银花、绿豆衣各 10 克，甘草 3 克，煎汤频服，连服 3 ～ 7 天。

■ 中药散剂治婴儿尿布皮炎

◎ 炉甘石（粉）20 克，液状石蜡 10 毫升。用法：混合调匀，加凡士林至 100 克，外涂患处，每日 2 次。

◎ 青黛 3 克，硼砂 10 克，冰片 1 克，朱砂 1 克。用法：上药共研为细末，生油调，每次便后洗净患处，蘸上药涂敷。

◎ 黄柏、蛤蜊各 5 份，青黛 1 份，滑石粉 15 份。用法：将黄柏洗净切片，捣碎，磨成粉状过筛；用猛火炒蛤蜊壳至淡黄色，一触即碎，取出放凉后研粉过筛。上药与青黛、滑石粉按比例混合，放于密封瓶中备用。用时先洗净臀部，扑上此粉，每日 2 次或每次大小便后用药。

◎ 苦参 25 克，石膏 100 克，樟脑、绿豆各 6 克，冰片 20 克。用法：共研为细末，扑撒患处，每日 3 次。

◎ 芙蓉叶 30 克，黄连 10 克，滑石粉 30 克。用法：共研细末，扑撒患处，每日数次（适用于皮炎未溃烂者）。

◎ 祛湿散：川黄连 30 克，川黄柏 240 克，黄芩 100 克，滑石 120 克，生石膏 50 克，炉甘石 100 克，冰片 2 克。将上药碎研成面，装瓶备用，用时于尿布湿的地方撒均匀，每日 2 ～ 3 次。

■ 五黄液外涂治婴儿尿布皮炎

◎ 黄芩、黄连、黄柏、大黄各 15 克，雄黄 6 克，白矾 9 克。用法：上药加温水 500 毫升，浸泡 30 分钟后浓煎成 100 毫升左右。用前先将患处洗干净，用干洁布吸干（忌擦），然后外搽本药液。每日用药 3 次以上。如已形成局部溃疡者，辅以珍珠粉剂外扑，每日 2 次，可促进疮面愈合。

■ 地榆紫草油治婴儿尿布皮炎

◎ 生地榆、紫草各 10 克，冰片 1 克。用法：共入植物油中炸至黄色后去渣，冷却后涂搽患处，每日数次（适用于皮炎已溃烂者）。

■ 蛋黄油治尿布皮炎糜烂

◎ 将鸡蛋黄置于铁勺内，用文火煎至蛋黄成黑褐色胶体，此时会有黏稠黑褐色油不断地溢出便是蛋黄油，每次换尿布后均应涂抹 1 次。

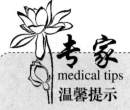

medical tips
温馨提示

尿布皮炎的护理：当臀红出现后，家长应该先清洗，然后用棉签蘸些消毒后的凡士林，或紫草油、花生油、香油涂在患处，或者涂一些鞣酸软膏；如果已出现糜烂，可以在局部用 1% 甲紫。若发生水疱、脓疱，可用 0.5% 新霉素或 5% 糠溜油糊，每日 2 次。给孩子洗臀部时，要用温水，不要用肥皂。防止尿布皮炎，应以预防为主，要经常换洗尿布，保持局部干燥。要选用柔软易吸水的尿布，洗完尿布后用开水烫一下，多晒阳光。孩子大便后，要用清水把粪迹洗干净；如果孩子腹泻，每次洗臀部时，要注意将皮肤皱褶处洗干净、擦干后涂少许松花粉或爽身粉，用中药六一散（滑石 6 份，甘草 1 份共研极细末）外扑有良效。

《千家妙方》系列科普书火爆热卖

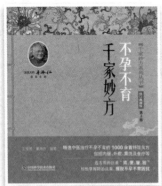

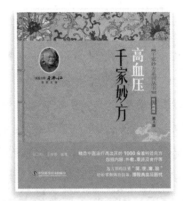

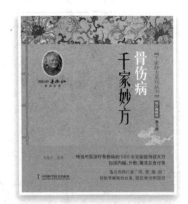

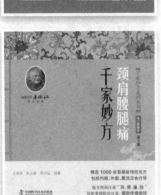

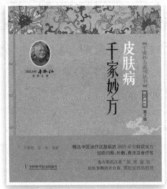

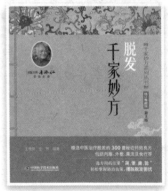

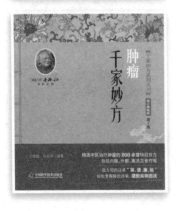

巧用千家验方　妙治各科百病

《颈肩腰腿痛千家妙方》

《不孕不育千家妙方》

《高血压千家妙方》

《骨伤病千家妙方》

《皮肤病千家妙方》

《肿瘤千家妙方》

《脱发千家妙方》